Cómo Dejar de Pensar Demasiado al Instante

Estrategias Simples para Calmar la Mente, Detener los Pensamientos Negativos y (Por Fin) Aliviar el Estrés con los Secretos de la Psicología Positiva

Logan Mind

¡Un Regalo para Ti!

Inteligencia Emocional para el Éxito Social

Aquí está lo que **encontrarás** en el libro:

• Cómo mejorar tus **habilidades** sociales y emocionales.

• Estrategias efectivas para **manejar** el estrés y la ansiedad.

• Técnicas para establecer y **mantener** relaciones saludables.

Simplemente haz clic o sigue el siguiente **enlace** para beneficiarte de este recurso invaluable:

https://pxl.to/loganmindfreebook

¡Consigue también tus 3 EXTRAS GRATUITOS!

Para complementar tu **experiencia** con el libro, te ofrecemos tres recursos adicionales gratuitos que serán de gran ayuda en tu viaje hacia el **crecimiento** personal y el bienestar emocional.

Los extras son:

- Un práctico y descargable PDF de un desafío de 21 días relacionado con el libro.

- 101+ Afirmaciones para Mentes Tranquilas.

- Lista de Verificación para una Mente Tranquila al Instante.

Simplemente haz clic o sigue el siguiente **enlace** para obtener acceso instantáneo a los extras:

https://pxl.to/8-htson-lm-extras

¡Ayúdame!

Cuando termines de leer, quiero pedirte un pequeño favor. **Cuando apoyas** a un autor independiente, apoyas un **sueño**.

Si estás satisfecho con el libro, te agradecería que dejaras una **opinión** honesta visitando el enlace a continuación. Si tienes algunas sugerencias para mejoras, por favor envía un correo electrónico a los contactos que puedes encontrar en el mismo enlace.

También puedes escanear el código QR y encontrar el enlace después de haber seleccionado tu **libro**.

Solo toma unos pocos **segundos**, pero tu voz tiene un **enorme impacto**.

Visita este enlace para dejar un **comentario**:

https://pxl.to/8-htson-lm-review

¡Únete a mi equipo de reseñas!

Gracias por estar leyendo mi libro. Me encantaría **invitarte** a unirte a mi equipo de **reseñas**. Si eres un amante de la **lectura**, puedes obtener una copia **gratuita** de mi libro a cambio de una reseña honesta, lo cual me **ayudaría** muchísimo.

¿Cómo unirse al equipo de ARC?

• Haz clic en "Join Review Team"

• Regístrate en **BookSprout**

• Recibe **notificaciones** cada vez que publique un nuevo libro

Check out the team at this link:

https://pxl.to/loganmindteam

Introducción

¿Alguna vez te has quedado **despierto** toda la noche, con la mente a mil por hora, pensando en todo lo que salió mal y todo lo que aún podría salir mal? Créeme, no eres el único. Millones de personas lidian con esto a diario, y es agotador. En este libro, quiero ayudarte a tomar el **control** de esos pensamientos que no te dejan en paz.

Sabes, detener el **sobrepensamiento** no es solo apagar un interruptor. Entender qué es y cómo impacta tu vida es crucial. A veces, solo necesitas pausar y mirar más a fondo lo que pasa en tu mente y por qué tienes esos ciclos repetitivos de pensamientos.

Esto no es solo sobre la teoría. He pasado muchísimas horas leyendo, investigando y asimilando las enseñanzas de grandes **expertos**, para traerte estrategias que puedas incorporar desde el minuto cero. Cada página de este libro está pensada para las personas que, como tú, quieren dejar atrás el sobrepensamiento y lograr tener una vida más tranquila y feliz.

A lo largo de los años, en mi trayectoria como autor y coach, he tenido la oportunidad de trabajar con gente increíble. Gente como tú, con sueños, **miedos** y, por supuesto, muchos pensamientos. Guiarlos y ver cómo sus vidas cambian cuando comienzan a manejar sus pensamientos en vez de dejar que sus pensamientos los manejen a ellos ha sido fascinante. Una mente en piloto automático puede traerte problemas, pero una mente enfocada y calmada abre infinitas posibilidades.

Cuando terminé de estructurar esta obra, no solo busqué complementarla con ejercicios prácticos, sino que también me aseguré de que cada capítulo fuera directo al grano. Quería algo que no fuera abstracto, sino tan práctico que sientas el cambio poco a poco en tu día a día.

Sé que algunos problemas parecen enormes, especialmente cuando el **estrés** y la ansiedad entran en juego. Parecen frenos que te impiden avanzar, ¿verdad? La realidad es que la sobrecarga mental solo te mantiene atrapado en un lugar, en esa rueda de hámster que a veces se siente irrompible. Ya es hora de enseñarte formas reales que te permitirán dar esos grandes pasos fuera de esa rueda. Sentir que puedes respirar profundamente y no tener la mente abarrotada es, diríamos, esencial.

Quizás pienses: "No tengo tiempo para leer otro libro de autoayuda" o "He intentado todo y nada funciona". Pero si hay algo que he aprendido en mi carrera es que la disposición para cambiar junto a las metodologías correctas puede lograr cosas que nunca creíste posibles. Este no es otro libro que te recitará lo básico; es una guía que te mostrará los secretos detrás de una **psicología** positiva que genuinamente puede hacer una diferencia.

Me gustaría que te tomes, aunque sea, un pequeño momento para realmente intentarlo. Quiero mostrarte técnicas certeras para romper con el sobrepensamiento y reencuadrar tus pensamientos de una forma que te traigan alivio y claridad mental.

Este libro no es solo teoría ni cuentos de hadas, es una amalgama de ciencia práctica y ejercicios viables que he pulido a lo largo de los años. La mente es como un **músculo**, y quiero ayudarte a ejercitarla correctamente para que puedas liberarla de las cadenas del sobrepensamiento.

Así que, si estás listo para dejar atrás esas noches sin sueño y días de estrés constante, y enfrentarte realmente al poder de tu mente con estrategias realistas y tangibles, este libro puede ser tu hoja de ruta. ¿Listo para darle una oportunidad? Es un viaje hacia una vida más ligera y feliz.

Bienvenido, estoy seguro de que juntos vamos a lograrlo.

Capítulo 1:
Comprendiendo el
Pensamiento Excesivo

¿Te has encontrado alguna vez atrapado en un mar de **pensamientos**, sin poder salir de ellos? Pues, yo también. En este capítulo, quiero guiarte en un **recorrido** por las razones y efectos del pensamiento excesivo.

Vamos a empezar entendiendo desde lo básico de qué se trata. Luego, exploraremos el cómo y el porqué. A menudo, sin que te des cuenta, ciertos **detonantes** te llevan a estos ciclos de pensamientos repetitivos que tanto te **molestan**. Y la verdad, puede afectar bastante, dejando cicatrices en tu salud mental.

Imagínate poder **comprender** por qué tu mente vuelve siempre a lo mismo y encontrar la forma de romper ese círculo vicioso. Estoy seguro de que quedarás enganchado con lo que vas a **descubrir**. Prepárate para abrir la mente y cambiar esa **rutina** mental que tantas veces te ha agobiado. ¡Vas a ver cómo todo empieza a tener **sentido**!

¿Qué es el Pensamiento Excesivo?

Vamos a hablar sobre qué significa exactamente el **pensamiento** excesivo. ¿Te has encontrado alguna vez atrapado pensando en lo mismo una y otra vez, sin llegar a ninguna parte y sintiendo más **ansiedad** con cada vuelta mental? Eso es el pensamiento excesivo. Es básicamente un patrón de pensamientos repetitivos que no te llevan a ninguna parte útil. En cambio, solo te hacen sentir más ansioso e indeciso.

Este tipo de pensamiento es bastante diferente de la reflexión saludable. Pensar en algo de manera saludable implica darle vueltas de manera constructiva hasta encontrar una solución o un camino claro. Pero el pensamiento excesivo suele girar en círculos, sin traducirse nunca en acción o en conclusiones útiles. Así que, en lugar de ayudarte, te deja atrapado en un bucle mental.

El pensamiento excesivo se convierte en una especie de **trampa**, causándote una enorme cantidad de estrés y ansiedad. Tiene la capacidad de transformarte en tu peor enemigo. Usualmente, estás girando y girando en tu mente, analizando todas las posibles opciones y resultados sin tener la fuerza para tomar una decisión clara.

Pasemos de la diferencia a los procesos cognitivos que involucra. ¿Cómo maneja tu **cerebro** todo esto? Bueno, en la psicología, se dice que los procesos cognitivos involucrados incluyen la rumiación y la preocupación. La rumiación se parece a estar regresando al mismo pensamiento como si estuvieras masticándolo una y otra vez, igual que una vaca con pasto. Es cuando recuerdas errores del pasado o problemas que no puedes cambiar.

Por otro lado, la preocupación está más relacionada con el futuro incierto. Te sientes como si estuvieras constantemente anticipando cosas malas que podrían suceder. Este tipo de patrones son los que ponen en marcha el pensamiento excesivo y lo mantienen activo sobrecargando tu mente.

Todo este proceso agota tu energía mental y emocional. Estás todo el día cansado y no puedes concentrarte en lo importante. Encima, afecta tu **bienestar** integral—tu sentimiento de felicidad, tu salud física y tus relaciones interpersonales.

Fíjate en algo más sobre estos patrones: cuando dejas que tomen control, es difícil vivir el presente. Te has dado cuenta, ¿no? Pasas el día sin disfrutar de lo que está ocurriendo ahora mismo. Por eso se dice que el pensamiento excesivo roba tu capacidad de vivir el presente plenamente.

Pensar es natural. Reflexionar es valioso. Pero, cuando esos pensamientos giran en la misma rueda sin fin, ahí es cuando se vuelven nocivos y te meten en problemas. La clave está en distinguir las veces que te estás preocupando sin sentido de las veces que le estás dando un enfoque productivo a tus pensamientos.

¿Qué tal si hablamos ahora de cómo ello impacta tu bienestar mental en general? Cuando permites que el pensamiento excesivo controle tu mente, también estás dándole demasiado poder a los procesos cognitivos negativos. Los **efectos** que esto tiene no son solo mentales, sino que también se manifiestan físicamente.

La mala noticia es que todo este estrés adicional puede desencadenar problemas serios como insomnio, fatiga crónica y hasta incluso bajar tu sistema inmune. O sea, no es solo la mente la que sufre; tu cuerpo paga el precio también. Es como tener una nube oscura siempre encima.

Entonces, al reconocer estos patrones dañinos, es más fácil combatirlos; una técnica clave es vivir el presente y ser consciente del aquí y ahora. Pregúntate siempre si esos pensamientos están ayudándote realmente o solo contribuyen a tu ansiedad. Abrazar momentos de **calma** y diseñar estrategias simples para desactivarlos puede mejorar muchísimo tu calidad de vida.

Ahí lo tienes, el pensamiento excesivo juega en contra de tu bienestar mental en muchas formas y es clave identificar cómo funciona para poder tomar acción y vivir una vida más plena y tranquila.

La Psicología Detrás del Pensamiento Excesivo

¿Te has preguntado por qué a veces **piensas** tanto? La psicología tiene muchas respuestas, y una de ellas está en los sesgos cognitivos. Estos sesgos, esos trucos que tu mente te juega, son formas de pensar que a menudo te llevan por caminos de pensamientos excesivos. Resulta que tu mente está llena de atajos mentales, como el sesgo de confirmación, que te hace buscar información que confirme tus creencias, en lugar de desafiarlas. Esto te atrapa en un ciclo donde sigues reforzando tus propias ideas una y otra vez.

Piensa en el sesgo de negatividad, otro jugador en el juego del sobreanálisis. Este sesgo te hace darle más importancia a los eventos negativos que a los positivos. Así que, si algo malo pasa, te quedas dándole vueltas, analizándolo mil veces, como si hacerlo cambiara el pasado.

Ahora, hablemos de cómo tus **experiencias** pasadas y tus comportamientos aprendidos te sumen aún más en este ciclo de pensamiento excesivo. Las vivencias dejan huellas profundas en tu forma de interpretar el mundo. Si has sufrido una decepción grande, por ejemplo, es probable que te vuelvas más cauteloso y analítico frente a situaciones similares en el futuro. No quieres cometer el mismo error dos veces, ¿verdad?

Tampoco podemos ignorar los **comportamientos** aprendidos. Observas e imitas a quienes te rodean, especialmente en la infancia. Si creciste en un entorno donde preocuparse y sobrepensar eran la norma, probablemente adoptaste esos hábitos. Imagínate, es como tener una biblioteca interna llena de manuales para pensar excesivamente, todo aprendido de las personas que te rodeaban.

Quizá te sorprenda saber que incluso tu **cerebro** tiene algo que ver en todo esto. En realidad, la repetición de estos patrones de pensamiento puede cambiarlo físicamente. Tus neuronas crean rutas que se fortalecen cuanto más las usas. Pensar y repensar las cosas refuerza estas rutas, haciendo que cuanto más lo hagas, más fácil se vuelva caer en esos patrones.

Para añadir algo de salsa al asunto, tienes el circuito de **recompensa** del cerebro. Cuando solucionas un problema o encuentras una "respuesta", tu cerebro libera dopamina. Esta hormona te hace sentir bien y refuerza la idea de que pensar excesivamente puede llevarte a sentirte mejor, aunque sea por un ratito. Y ahí te quedas, buscando esa pequeña dosis de satisfacción.

Esta es solo una breve mirada a cómo los sesgos cognitivos, **experiencias** pasadas y estructuras neurológicas te atrapan en el ciclo del pensamiento excesivo. La próxima vez que te veas reproduciendo y analizando las mismas cosas una y otra vez, intenta identificar esos sesgos o recuerda de dónde vienen esos patrones. Puede que con un poco de práctica, hagas una pausa, tomes un respiro, y dejes que tu **mente** encuentre un poco de paz.

Desencadenantes comunes del pensamiento excesivo

A veces, te encuentras atrapado en un ciclo de **pensamientos** que no puedes detener. Pero, ¿te has preguntado qué **desencadena** estos episodios de pensamiento excesivo? Pues bien, uno de los factores más comunes son los desencadenantes externos, esos pequeños eventos de la vida diaria que parecen no ser nada y de pronto, ¡boom!, estás dándole vueltas una y otra vez.

Por ejemplo, la **presión** en el trabajo puede ser un gran impulso. Un comentario de tu jefe puede convencerte de que toda tu carrera está en la cuerda floja. Las noticias también afectan mucho, con titulares alarmistas que te dejan preocupado por el futuro. Las interacciones con otras personas que te hagan sentir juzgado o criticado también pueden disparar esa espiral interminable de "¿Qué pasaría si...?".

Pero no son solo los incidentes externos. Tus **inseguridades** personales y la falta de confianza en ti mismo también juegan un papel gigante. Si constantemente dudas de tus habilidades, cualquier error pequeño puede parecer el fin del mundo. Quizás te preocupe siempre lo que otros piensan de ti. Si te has caído en alguna reunión y ahora no dejas de pensar cómo te vieron los demás, eso alimenta tus pensamientos excesivos.

La inseguridad crea un terreno fértil para el sobrepeso mental. Si crees que no eres suficiente, sigues dándole vueltas a lo mismo una y otra vez, para encontrar esa **validación** que tanto necesitas. Y claro, eso te deja agotado, aún más estresado y totalmente atrapado en tus pensamientos.

Ahora, pasemos a otro factor. La **incertidumbre** y la falta de control tienen posiblemente uno de los mayores impactos en tus tendencias de pensamiento excesivo. Cuando las cosas no están bajo tu control, tu mente parece seguir acelerando hasta salirse de control. Si no sabes lo que vendrá mañana, te quedas paralizado por las posibilidades infinitas. Y es ahí donde el pensamiento excesivo se convierte en tu peor enemigo.

Imagina esto: estás esperando respuesta sobre un tema importante. No tienes ni idea de si será buena o mala. No tener esa seguridad hace que tu mente piense todos los **escenarios** posibles. Pequeños inconvenientes se transforman en monstruos bajo la cama, y el ciclo de **ansiedad** sigue día tras día.

Aunque estas situaciones te afecten, es cierto que entender qué las provoca puede darte algo de control. Con una mayor conciencia de estos disparadores, puedes tomar decisiones más sabias y, poco a poco, aprender a calmar esa avalancha de pensamientos. Es posible cambiar este patrón, ¿no crees? Así que, es cuestión de entender tu mente y aprender a manejar lo que la **desencadena**.

El Impacto de Pensar Demasiado en la Salud Mental

Pensar demasiado puede ser como una trampa que atrapa tu **mente**. Es como dar vueltas en un laberinto, sin encontrar la salida. Ahí es donde entra su relación con los trastornos de **ansiedad**. Cuando te preocupas excesivamente por las cosas, tu cerebro comienza a trabajar horas extras. Se produce una sobrecarga mental que no es fácil de manejar. Imagínate estar siempre en alerta, pendiente hasta de los detalles más insignificantes. Es agotador. Y esa constante preocupación alimenta la ansiedad. El miedo a lo desconocido, a no tener el control, se convierte en tu compañero diario. Es como si nunca pudieras relajarte de verdad.

Ahora, piensa en cómo afecta tus noches. El **insomnio** es una consecuencia directa de darle tantas vueltas a las cosas. Estás tan ocupado rumiando que no puedes apagar tu cerebro para dormir. Hablamos de noches en vela, dando vueltas y más vueltas en la cama. No descansar bien tiene un impacto enorme en tu función **cognitiva**. Te despiertas cansado, aturdido, como si no hubieras pegado ojo. Durante el día te cuesta concentrarte, recordar detalles o tomar decisiones claras. Todo porque no dejas que tu mente descanse. Es un círculo vicioso.

A largo plazo, los efectos se acumulan. Pensar demasiado de manera crónica afecta tu bienestar emocional de forma seria. Vas acumulando **estrés**, la irritabilidad se vuelve rutina, y sientes una constante sensación de fatiga. Parece que nunca logras relajarte por completo. Con el tiempo, esto puede llevarte a una **depresión**. Sí, tal cual. Te sientes atrapado en tus propios pensamientos y eso te roba la alegría de vivir. El bienestar emocional no es algo opcional, es esencial, y cuando lo descuidas por pensar en exceso, el precio a pagar es alto.

Ir del impacto inmediato a los efectos a largo plazo nos muestra una imagen clara. No se trata solo de preocuparte en el momento, sino de cómo ese hábito se convierte en una carga constante. Y ahí entramos en cómo te afecta todo esto **emocionalmente**, día tras día. La carga emocional se va amontonando, y un buen día sientes que no puedes más. Tu bienestar ya no es el mismo y retomar el control parece cada vez más difícil.

Así que recuerda, pensar demasiado es perjudicial no solo por lo que ya has notado, sino también por la montaña de efectos secundarios que se va acumulando con el tiempo. Cambiar este **hábito** puede parecer difícil, pero vale la pena por tu paz mental y tu salud en general.

En Conclusión

Este capítulo te ha ayudado a **entender** qué es el sobrepensamiento y cómo **afecta** tanto tu mente como tu bienestar. Has podido **aprender** sobre los procesos y factores que lo desencadenan y las **consecuencias** que tiene en tu vida diaria.

En este capítulo has visto el sobrepensamiento definido como una serie de pensamientos repetitivos que causan ansiedad e indecisión. También has notado las diferencias claras entre una reflexión saludable y un sobrepensamiento dañino. Has explorado los procesos cognitivos que entran en juego y cómo impactan en tu bienestar mental. Además, has descubierto los factores externos e internos que suelen desencadenar episodios de sobrepensamiento, así como las consecuencias en la salud mental, como pueden ser la ansiedad y la falta de sueño.

Es un **aprendizaje** valioso que vale la pena aplicar en tu vida diaria. Hacer pequeños **cambios** y estar más consciente de tus patrones de pensamiento puede marcar una gran diferencia. ¡Adelante, pon en **práctica** lo que has aprendido y empieza a tomar **control** sobre tus pensamientos para vivir de una manera más tranquila y feliz!

Capítulo 2: El Ciclo del Pensamiento Excesivo

¿Alguna vez te has **sorprendido** perdido en un mar de pensamientos, sin saber cómo empezar a ordenarlos? Personalmente, he enfrentado ese **torbellino** en mi cabeza muchas veces. Y tú... probablemente también. En este capítulo, aprenderás a reconocer y entender mejor tus propios patrones de **pensamiento** excesivo. Nos adentraremos juntos en cómo este ciclo constante afecta tu **mente**, con el propósito de encender una chispa en tu curiosidad.

Sentirás cómo la **ansiedad** y el estrés parecen ser los principales actores en esa función interminable en tu cabeza. Venga, que es hora de romper ese círculo vicioso. Con ejemplos claros y pasos sencillos, verás que es posible escapar de este **caos** mental, encontrando finalmente un poco de paz. Imagina cómo cambiará tu vida al romper con estos **patrones**. ¡Manos a la obra!

Te darás cuenta de que este viaje hacia la **claridad** mental no es tan complicado como parece. Con un poco de práctica y paciencia, podrás dominar tus pensamientos en lugar de que ellos te dominen a ti. ¿Estás listo para dar el primer paso hacia una mente más tranquila y enfocada?

Identificando tus patrones de pensamiento excesivo

Hablemos un poco sobre la importancia de la **autoconciencia**. Es esencial para reconocer si tienes pensamientos excesivos. A veces piensas tanto en algo que das vueltas en círculos, sin avanzar. Ser consciente de esto puede ayudarte a detener ese ciclo. ¿No crees que sería genial poder identificar cuándo estás cayendo en la trampa del pensamiento excesivo?

Observar tus **pensamientos** es el primer paso. Imagina que tu mente es como un río, a veces el agua fluye tranquila, pero otras veces, hay un torrente de ideas que no para. Eres tú quien puede notar cuando el cauce de tu mente se vuelve tormentoso. Te permite detenerte a tiempo o redirigir tus pensamientos hacia algo más positivo. Piensa en lo que podría cambiar en tu vida si fueras capaz de hacer esto de manera efectiva.

Ahora, vamos a conocer cuáles son los **patrones** de pensamiento comunes. Generalmente los puedes clasificar en ciertas categorías usuales:

• El clásico pensamiento obsesivo con detalles pequeños. Imagínate repasando una y otra vez una conversación, pensando en lo que podrías haber dicho de manera diferente.

• El catastrofismo. A veces terminas imaginando los peores escenarios posibles, aunque sean poco probables. Quieres controlarlo todo, pero en realidad solo acabas aumentando tu estrés.

• Las comparaciones constantes. Te comparas con otros, y siempre sales perdiendo porque ves a los demás como perfectos.

• Hacer listas mentales interminables sobre lo que debes hacer o lo que podría salir mal.

Estos patrones te atrapan en un ciclo de preocupación, impidiéndote disfrutar del presente.

Ahora, hablemos de lo que inicia estos patrones: los **detonantes** emocionales. ¿Te has dado cuenta de que ciertos sentimientos activan que empieces a pensar demasiado? Sí, así de sencillo. Por ejemplo, cuando te sientes ansioso o inseguro, de alguna forma empiezas ese ciclo de pensamientos, uno tras otro.

Un mal día en el trabajo, una discusión con un amigo, la presión de ser perfecto... Todas estas **emociones** pueden ser chispas que incendian el bosque de tu mente. Cuando te sientes amenazado o fuera de control, tu cerebro entra en modo de protección. Quiere solucionar el problema, pero termina empeorándolo al sobreanalizar cada detalle.

Es vital reconocerlas y entenderlas. Aceptar tus emociones sin juzgarlas puede cambiar el juego. Tal vez descubras que eres más propenso a **pensamientos** excesivos cuando estás cansado o abrumado. Y oye, preparar estrategias para lidiar con estas emociones antes de que se te acumulen es un paso importante.

Así que, allá vas, mentalmente anótalo y echa un vistazo atento a tus propios patrones y desencadenantes. La autoconciencia es tu herramienta más poderosa aquí. Observa, acepta y eventualmente, podrás dirigir tu mente lejos de esos ciclos perjudiciales. Simplifica, porque la vida, claramente, ya es bastante compleja.

Es una manera de cuidarte y mantener tu mente en paz, subiéndote a la ola **consciente** de la vida y deslizándote, en vez de ser arrastrado por el torrente de pensamientos innecesarios.

Desglosando el Proceso de Pensar Demasiado

Ah, el temido ciclo de **pensar** demasiado. Ese bucle sin fin que empieza con un pequeño desencadenante y puede llevarte a una espiral incontrolable. Imagina esto: estás en casa, a punto de dormir, y de repente recuerdas algo pequeño que no hiciste bien en el trabajo. Este pequeño pensamiento es el **desencadenante**. Y ahí es donde todo empieza.

Primero, está la etapa inicial, ese momento cuando el pensamiento invade tu mente. "Debí haber hecho esa tarea mejor." Y así, sin previo aviso, empieza a rondar. Después viene la **elaboración**. Comienzas a pensarlo y repensarlo, aderezándolo con "¿Y si...?" Y cada posible consecuencia de ese error se multiplica. A continuación, viene la fase de escalada, cuando te das cuenta de que llevas media hora dándole vueltas al mismo asunto. Ahí es cuando esos pensamientos negativos se multiplican, convirtiéndose en una bola de nieve. Apenas te das cuenta cuando estás preocupado por perder tu **trabajo**, tu casa... en definitiva, todo por un pequeño fallo.

Pero no acaba ahí. Desmedidas dosis de "¿Por qué no lo vi venir?" o "¿Cómo pude ser tan ingenuo?" alimentan el incendio. De un simple pensamiento, ya estás enfrentando cuestiones sobre quién eres y tus capacidades. El simple desencadenante se transforma en un ruinoso **debate** interno, perpetuando el agobio.

Y hablando de complicaciones, presentes durante el proceso están las **distorsiones** cognitivas. Estas son formas torcidas de pensar que tiñen tu percepción. Una muy común es la del "pensamiento todo o nada". Frases como "O lo hago perfecto o soy un fracaso" vienen a la mente. Otra es la del "catastrofismo," donde siempre te imaginas los peores resultados. Se te ocurre que con un pequeño error ya te ves sin trabajo, sin amigos, obligado a vivir debajo de un puente.

Y en esa línea, está la "abducción emocional." Te sientes mal y asumes que algo malo debe haber pasado para que te sientas así. Todo esto no son más que truquitos mentales que te vuelven cautivo de un ciclo pesadillesco.

Conectando estos puntos, es importante ver cómo el **diálogo** interno negativo es el motor que da energía a pensar demasiado. Empiezas dándote malos consejos. "Eres demasiado tonto para ese trabajo." Y claro, con un compañero así ¿quién necesita enemigos? Lo peor es que eres tú mismo quien desata este diálogo. Con ello perpetúas la cadena. Porque el pensamiento toma vuelo con ese negativo cántico que no te deja avanzar.

Seguidamente, estos autodiálogos se hacen más frecuentes. Simplemente porque tu mente cae nuevamente en las distorsiones. Así de fácil. Cuando te dices a ti mismo: "Jamás podré hacer nada bien," te lo crees. El **miedo** y la inseguridad crecen, alimentando nuevas preocupaciones. Todo conectando y manteniendo el engranaje del ciclo de pensarlo todo demasiado operando sin restricciones.

En suma, rompe estas cadenas. Darte cuenta de cómo pensar demasiado se construye gracias a fases y diálogos tóxicos es el primer paso para detenerlo.

El Papel de la Ansiedad en el Pensamiento Excesivo

La **ansiedad** y el pensamiento excesivo van de la mano y comienzan a bailar juntos en un ciclo que parece no tener fin. ¿Por qué sucede esto? Fácil. La ansiedad hace que tu mente se acelere y, como resultado, empiezas a darle mil vueltas a las cosas... lo que a su vez aumenta tu ansiedad. Como bolas de nieve que se convierten en una avalancha.

Vamos a dejarlo más claro aún. La ansiedad te lleva a esperar lo peor de cada situación (o persona), y te pones a darle vueltas, como un disco rayado. "¿Hice bien en decir eso? ¿Y si se ofendió? ¿Y si lo arruiné todo?" Y con cada nueva pregunta, sientes una lluvia de ideas malas que multiplica la ansiedad como fuego en el pasto seco. Esto crea un bucle donde tu mente nunca para.

Pasando a cómo la ansiedad amplifica esta tormenta mental, es útil imaginarla como un amplificador de guitarra. ¿Los recuerdas? La ansiedad actúa como este aparato, solo que en lugar de aumentar el volumen de tu guitarra, amplifica tus **pensamientos**. Cada pequeña preocupación se vuelve grande y contundente. Entonces empiezas a pensar demasiado, preocupándote incluso por las cosas más mínimas. Todo parece una amenaza inmensa.

El **pensamiento** excesivo no solo inflama la ansiedad, también la sostiene. Por ejemplo, cuando no paras de preguntarte si podías haber manejado mejor una situación en el trabajo o la escuela, te pones nervioso e inquieto. Esto te lleva a seguir pensando en eso una y otra vez, alimentando más la ansiedad. Como echarle leña al fuego.

Aquí viene la parte interesante. Tu **cuerpo** también participa en este ciclo de ansiedad y pensamiento excesivo. Cuando estás atrapado en ese ciclo, tu cuerpo responde, como preparándose para escapar de un gato salvaje. Primero, notas los sudores y ese zumbido raro en el estómago. Puede que tu corazón empiece a latir más rápido, y tus músculos se sientan tensos como piedras. Es importante saber que estas respuestas físicas no se producen porque sí; son una señal clara de que la ansiedad impulsada por el pensamiento excesivo está en pleno apogeo.

La **mente** y el cuerpo están tan conectados que es casi imposible separar uno del otro. Pensar demasiado crea estrés en tu cuerpo. Y el estrés físico, a su vez, crea más ansiedad en tu mente. Todo este proceso junto se vuelve un círculo vicioso donde cada elemento empeora al otro. Y sentirse agotado es una cosa, pero aumentar eso con días malos de insomnio, mareos y dolores de cabeza... es simplemente pesadez pura.

Entonces, ¿qué hacemos con todo esto? Algo que puedes considerar es dar pequeños pasos para romper este ciclo. Sabes, ponerte metas pequeñas y tangibles como respirar profundamente o alejarte por unos minutos de esa espiral de pensamientos. O intentar técnicas de relajación, como ejercicios de atención plena (o "mindfulness"), para tratar de domar esta montaña rusa. Porque sí, parar este ciclo requiere algo de **esfuerzo**, pero poco a poco caminarás por un mejor sendero. Es como limpiar un sótano; un poco cada día ya es un avance.

Así, entender cómo la ansiedad y el pensamiento excesivo se alimentan mutuamente, junto con cómo impactan nuestros cuerpos, aporta bloques valiosos para saber dónde actuar. Anímate a romper este ciclo yendo al origen de tus pensamientos y tomando pasos sencillos pero constantes, en **búsqueda** de un poco de paz mental.

Cómo el estrés alimenta el pensamiento excesivo

El estrés crónico puede realmente afectar tu vida. Es algo serio, ya que va directo a tu **función** cognitiva y toma de decisiones. No se trata solo de nervios o sentirte sobrecargado, va más allá. A largo plazo, el estrés puede nublar tu juicio, llevarte a tomar malas decisiones y colapsar tu mente. Cuando tu cerebro está continuamente expuesto al estrés, pierde la capacidad de operar eficientemente. Es como una computadora con demasiadas pestañas abiertas: empieza a ponerse lenta, a trabarse.

Las hormonas del estrés tienen mucho que ver en esto. El cortisol y la adrenalina, esos viejos compañeros de tortura, son los principales **culpables**. Cuando tu cuerpo libera estas hormonas a largo plazo, le estás diciendo a tu cerebro que hay peligro constante. Así que el cerebro se pone en modo de supervivencia. Esto puede interrumpir tu capacidad de concentrarte, tu memoria a corto plazo y tu habilidad para pensar claramente. No es de extrañar que los niveles elevados de estas hormonas puedan alterar el flujo normal de pensamientos, llevándote a patrones negativos y obsesivos.

Vas caminando, intentas mantener una conversación y... ¡zas!, un pensamiento negativo invade tu mente. Así es como actúa el cortisol. No tienes oportunidad de librarte, estás atrapado en un ciclo. Pero ese ciclo no se limita a disturbios momentáneos. A la larga, puede profundizar todas tus inseguridades y **ansiedades**.

El impacto no termina ahí. Entra en escena la rumiación y el **pensamiento** excesivo. Imagina cómo el estrés te mantiene pensando una y otra vez en los problemas. Como si tuvieras una herida que no para de doler. Empiezas a darle mil vueltas a todo. De un pequeño problema, pasas a uno gigante.

La rumiación es ese hábito de quedarte estancado en tus problemas, repasándolos sin fin. Cuanto más lo haces, más te estresas, y así el ciclo continúa. Te vuelves experto en recordar todo lo que ha salido mal, en imaginar todos los posibles **desastres**. Y no puedes sacar tu mente de ahí. Es como ver una película de terror continua en tu cabeza.

Y al continuar, vas al siguiente nivel: el pensamiento excesivo. Aquí, el pánico es constante. Te obsesionas con detalles mínimos, te preocupas por cosas que aún no han pasado, y hasta creas **problemas** donde no los hay. Una punzada de dolor, esa pequeña duda, un pequeño contratiempo, todo se vuelve enorme en tu cabeza.

Entender cómo el estrés crónico puede intervenir en tu vida diaria te hace ver lo importante que es manejarlo antes de que sobrepase todo. Respirar, buscar apoyo y cuidar tu salud mental no son soluciones rápidas, pero sí son pasos cruciales para romper este ciclo vicioso. Ya sabes, cuando estás más relajado, piensas más claro, tomas mejores **decisiones** y puedes vivir más tranquilo.

En otras palabras, el estrés agarra el control de tu mente como un villano astuto. Pero tú no tienes que dejar que se salga con la suya. Habla con tranquilidad con tu mente, busca maneras de relajarte y sigue moviéndote hacia adelante repitiéndote a ti mismo que puedes salir de ese **ciclo**.

En Conclusión

En este capítulo, has explorado los **patrones** y **ciclos** del sobrepensamiento, cómo identificarlos y las herramientas para manejarlos mejor. Recuerda que entender tu **comportamiento** y tomar medidas prácticas te ayuda a vivir mejor. Aplica lo aprendido para mejorar tu vida diaria y ser más **consciente** de tus pensamientos.

Has visto lo importante que es conocerte a ti mismo para reconocer **comportamientos** de sobrepensamiento. También has aprendido sobre los patrones de pensamiento comunes que lo acompañan y el papel de los **disparadores** emocionales en iniciar estos ciclos. Además, has explorado las etapas del ciclo de sobrepensamiento, desde el primer disparador hasta la escalación, y cómo el diálogo interno negativo lo perpetúa.

Estos conceptos son fundamentales para tu **bienestar** mental. ¡Es hora de poner en práctica todo lo que has aprendido! Identifica tus patrones, controla tus disparadores emocionales y detén el sobrepensamiento para vivir de manera más **positiva** y serena. ¡Tú puedes lograrlo!

No te olvides de que este proceso lleva tiempo y práctica. Sé paciente contigo mismo y celebra cada pequeño avance. Con constancia y dedicación, notarás grandes cambios en tu forma de pensar y en tu calidad de vida. ¡Ánimo y a por ello!

Capítulo 3: Fundamentos de la Psicología Positiva

¿Por qué solo **centrarte** en los problemas cuando puedes buscar la **felicidad**? Piensa en esto: la vida puede mejorar, y creo que este capítulo tiene la clave. Vamos a saltar del enfoque tradicional a algo un poco más alegre.

Verás, he pasado un buen tiempo tratando de entender cómo se podría **vivir** mejor. Y está aquí, en la **psicología** positiva. Puede sonar complicado, pero créeme, es más fácil de lo que parece.

Aprenderás esos **principios** que te harán ver las cosas de forma distinta. Incluso, al compararlos con sus antecesores, te preguntarás: ¿Cómo no se hizo antes? Así que prepárate para algo nuevo y **emocionante**.

¿Qué te parece si aprendes algo diferente? Me entusiasma compartirlo contigo. Ponte cómodo y vamos a ello... te prometo que será **inspirador**. Y... ¡quién sabe! Tal vez descubras una nueva forma de ver la **vida**.

Introducción a la Psicología Positiva

Vamos a hablar sobre la psicología positiva y por qué es tan **chévere** y útil. Primero, los principios básicos y los objetivos, ¿va? Esta rama de la psicología se enfoca en lo bueno que te puede pasar en la vida.

Piensa en cosas como la **satisfacción**, la **felicidad**, los logros personales. Todo eso. La idea es concentrarte en las cualidades y los comportamientos positivos más que en las debilidades o los problemas.

Cada vez que piensas en momentos felices o logras algo que te hace sentir bien, estás trabajando con esos principios. Martin Seligman, conocido como el padre de la psicología positiva, dice que todo gira en torno a aumentar el **bienestar**. Generar la resiliencia, la gratitud, la bondad y el sentimiento de propósito en la vida son algunas de las bases centrales.

Ahora, a diferencia de los enfoques psicológicos más tradicionales que suelen centrarse en lo que está mal contigo, en los traumas, los trastornos y las tensiones - cosas muy serias y necesarias, sí - la psicología positiva decide centrar su atención en lo que va bien, en las habilidades que sí tienes, en las potencialidades que sí puedes desarrollar. En vez de analizar por qué te sientes mal, te mueve a explorar qué puedes hacer para sentirte mejor ahora mismo.

Esta manera de mirar las cosas hace que la psicología positiva se sienta menos como una visita al doctor y más como una charla con un amigo que te anima. No estás yendo al pasado, estás mirando al presente y al futuro con **optimismo**. Como una frescura.

¿Y cuáles son los **beneficios** de poner en práctica estos principios en tu día a día? ¡Un montón! La aplicación cotidiana de la psicología positiva puede hacer que veas la vida de otra forma. Imagina despertar cada mañana con el hábito de pensar en lo que puedes agradecer ese día. O percibir las cosas malas con una perspectiva más manejable. Las pequeñas cosas pueden convertirse en hazañas cuando las miras desde el lente de la gratitud y el optimismo.

Por ejemplo, mantener un diario de **gratitud** puede aumentar considerablemente tu bienestar. Escribir lo que has logrado o apreciar pequeños momentos trae un cambio inmenso en cómo ves tu vida y los desafíos cotidianos. También, practicar la amabilidad contigo mismo y los demás puede aliviar tus días más estresantes y llenarlos de intención positiva.

La idea es sencilla, aplicable, y efectiva: rodear tus pensamientos de una red de gratitud y buenas vibras cambia la forma en que enfrentas el mundo y, oye, ¿quién no querría más felicidad de esa manera?

Cambiar tu enfoque para descubrir lo bueno que ya tienes y lo que puedes desarrollar en ti, te permite encontrar un balance más cómodo. De ahí se trata todo esto: tomar el control de tu propia mente y orientarla a vivir mejor.

Y, bueno, esta ha sido una pintadita de cómo la psicología positiva puede cambiar tu vida, llevar a tu mente a mirar lo bueno que ya hay en tu día a día. No solo vives, **prosperas**. ¿Qué tal bajarle un poco al barullo y ver la vida con ojos todavía más brillantes? Ve practicando estos principios y quién sabe, quizás hasta te quedes gustando de esos pequeños cambios.

Así que, ¿qué dices? ¿Listo para adoptar un poco de psicología positiva en tu vida y empezar a notar las cosas buenas que a veces se pasan de largo? Adelante. Hay mucho por descubrir en esta experiencia de encontrar lo positivo en lo cotidiano.

Principios Clave de la Psicología Positiva

Hablemos sobre el **florecimiento** como idea central en la psicología positiva. Se trata de ir más allá de simplemente no estar mal. Es vivir a pleno, aprovechar cada momento y sentirte realizado. Como cuando plantas un jardín y ves cómo crecen las flores, llenando el espacio con colores vibrantes. El florecimiento implica **bienestar**, felicidad y desarrollo personal. Es un estado donde te sientes bien con tu vida y contigo mismo. Importante, ¿no?

Ahora, imagina vivir constantemente en ese estado de florecimiento. No es solo tener buenos días a veces y otros no. Más bien, sería como sentirte competente, conectado con los demás y con un propósito cada día. Eso puede sonar difícil, pero así funciona. La psicología positiva no es negar los problemas, sino aprender a manejarlos mejor para que no sean la parte principal de tu vida. Ahí es donde entran conceptos como las **fortalezas** de carácter y las virtudes.

Mira, te cuento sobre las fortalezas de carácter. Son esas cualidades positivas que todos tenemos y que, al desarrollarlas, pueden aumentar nuestro bienestar. Pueden ser cosas como la gratitud, la honestidad, el valor, la curiosidad. A veces, no te das cuenta de estas fortalezas porque te enfocas en lo que haces mal. Pero cuando empiezas a ver lo bueno en ti mismo y cómo puedes usar esas fortalezas, empiezas a sentirte mejor. Es como descubrir **superpoderes** que ni sabías que tenías.

Te pongo un ejemplo: si eres una persona siempre honesta, esa es tu fortaleza. Usarla en tu vida diaria para mantener relaciones más genuinas puede mejorar tu bienestar. Y hablando de **virtudes**, son similares, pero un poco más amplias, como la sabiduría o el coraje. Están ahí para guiarte y ayudarte a tomar decisiones que se alinean con tus valores. Así que, sí, estas cualidades no solo son importantes, son esenciales para una vida plena y feliz.

Ahora quiero contarte sobre las **emociones positivas**. No solo son esas sensaciones bonitas de alegría o gratitud, tienen un rol mucho más importante de lo que parece. Estas emociones te ayudan a construir resiliencia, lo que significa que te vuelves más fuerte frente a los problemas. Es como construir un libro lleno de memorias felices que puedes abrir para sentirte mejor cuando lo necesites.

Y no solo se trata de ser un ermitaño feliz. Las emociones positivas tienen un impacto directo en tu salud mental. Estudios han mostrado que la gente que experimenta emociones positivas frecuentemente tiene menos problemas de ansiedad y **depresión**. Además, estás más motivado, te relacionas mejor con otros y hasta puedes ser más creativo.

En fin, la psicología positiva va más allá de simple felicidad. Es florecer, usar tus fortalezas de carácter y disfrutar de las emociones positivas para construir una mente más fuerte y una vida más llena de **significado**. Todo comienza con pequeños pasos, identificando lo positivo en ti y en tu vida diaria.

¿Te das cuenta? Puedes comenzar hoy mismo. No tienes que esperar algo grande para empezar a sentir los beneficios. Simplemente, aprecia lo pequeño, construye sobre tus fortalezas y disfruta de las emociones positivas. Este es el principio de vivir en un estado de **florecimiento** y bienestar.

La Ciencia de la Felicidad y el Bienestar

¿Sabías que tu **cerebro** tiene una base neurológica específica para la felicidad? Es como si tu mente tuviera circuitos instalados que te ayudan a sentirte bien. Existe una parte llamada sistema límbico, que incluye estructuras como la amígdala y el hipocampo. Estos son básicamente los controles emocionales en tu cabeza.

En estas áreas, los **neurotransmisores** como la dopamina y la serotonina juegan un papel clave. Imagina la dopamina como una especie de mensajero feliz que lleva buenas noticias de una célula a otra. Cuanta más dopamina tienes, mejor te sientes. Y la serotonina... bueno, es tu estabilizador general del estado de ánimo. Con menos de esto, podrías sentirte como en una montaña rusa emocional.

Todo esto impacta cómo te sientes cada día y, a largo plazo, influye en tu **bienestar** general. Notarás que estas hormonas no solo afectan tu felicidad momentánea sino tu salud global; porque cuando te sientes bien, haces elecciones más saludables. Comer mejor, dormir mejor e incluso hacer ejercicio se vuelve más fácil.

Pero, ¿cómo se conecta todo esto con la satisfacción y la realización a largo plazo? Vamos a hablar de eso.

Los factores que realmente influyen en tu satisfacción duradera no siempre son el dinero, la fama o el éxito. En realidad, son cosas más simples y profundas las que tienen un impacto real.

Las **relaciones** significativas son una de ellas. Tener amigos y familia en quienes confiar realmente te llena, de más maneras de las que puedes imaginar. Además, sentir que tienes un **propósito**, que lo que haces tiene significado, también alimenta tu sensación de realización.

Curiosamente, la **gratitud** es otro factor poderoso. Practicarla regularmente puede elevar tu bienestar general de una manera bastante impresionante. Y ni hablar de tener una buena salud física. Ya sabes que un cuerpo sano es un requisito para una mente sana.

Ahora, tal vez te preguntes: si tengo todo esto, ¿por qué la felicidad no es continua? Bueno, aquí entra algo llamado adaptación hedónica.

La adaptación hedónica es básicamente la tendencia que tenemos de acostumbrarnos rápidamente a lo bueno y empezar a darlo por sentado. Al principio, algo nuevo como un coche o una relación puede hacerte muy feliz, pero esa euforia disminuye con el tiempo.

Esta **adaptación** hace que constantemente busquemos nuevas fuentes de felicidad. Sin embargo, hay formas de combatirla. Por ejemplo, practicar la apreciación consciente. Si tienes un momento bonito, tómate un segundo para realmente absorberlo. También cambiar tus rutinas puede ayudarte a ver todo con ojos frescos.

Y si algo se vuelve rutinario, cambia la manera en que lo haces o dónde lo haces para experimentar ese brillo inicial. Aunque la adaptación es parte de nuestra naturaleza, entendiendo cómo funciona podemos aplicar estrategias para manejarla mejor.

Con todo lo anterior en mente, se hace evidente cómo el conocimiento de la base neurológica, clave en construir la felicidad, se enlaza perfectamente con la satisfacción a largo plazo, y cómo sabiendo que nos adaptamos, podemos evitar caer en la monotonía, encontrando siempre nuevas razones para sonreír. Porque al final del día, sentirse bien es un **trabajo** constante, pero bien vale el esfuerzo.

Psicología Positiva vs. Psicología Tradicional

¿Qué se te viene a la mente cuando escuchas "psicología"? Quizás piensas en diagnósticos serios o problemas que resolver. Pero la psicología positiva **cambia** todo eso. En lugar de centrarse en lo malo o en cómo salir del hoyo, se enfoca en lo **bueno** que tienes y cómo puedes usarlo para **mejorar** tu vida. No se trata de ignorar los problemas, sino de encontrar las **fortalezas** que ya posees para enfrentarlos.

La psicología tradicional ha sido superimportante, no se puede negar. Ha ayudado a personas a recuperarse después de un trauma o a entender por qué se sienten desanimadas. Pero... muchas veces se centra solo en lo que está mal. La psicología positiva es como ponerse unas gafas nuevas. En lugar de ver solo los problemas, también miras las oportunidades y las capacidades que a veces olvidas que están ahí.

Entonces, ¿qué hace diferente a la psicología positiva? Principalmente, **destaca** lo que ya funciona bien en ti. Por ejemplo, en lugar de solo abordar la ansiedad, se pregunta "¿qué te hace feliz?" y "¿cómo podemos multiplicar esos momentos de felicidad?". Se trata de aumentar las **emociones** positivas tanto como resolver las negativas. No es que una sea mejor que otra, pero son enfoques diferentes para el bienestar.

Claro, al hablar de esto, no podemos olvidar las críticas. Algunos dicen que la psicología positiva pasa por alto problemas serios, como si fuera un refresco para el alma. Y tienen algo de razón. No se puede realmente ayudar a alguien a solo sonreír sin tomar en cuenta el dolor que hay detrás. Por eso, es fundamental saber cuándo usar uno u otro enfoque. No todo es blanco o negro.

Lo curioso es que, a pesar de estas críticas, ambas formas de psicología pueden ser... ¡geniales juntas! Donde una te ayuda a entender tus desafíos, la otra te muestra las fortalezas que tienes para superarlos. Es como mezclar medicina con vitaminas, cada una tiene su propósito y juntas pueden lograr mejores resultados.

Para muchas personas, el enfoque **complementario** es lo ideal. Quizás pasaste por una fase donde primero necesitabas resolver asuntos oscuros; después, el cambio de llevar una vida más feliz te resultó justo lo necesario para no recaer... todo esto tratado con ambas psicologías, cada una en su momento.

En fin, creo que entender la psicología positiva no es abandonar la tradicional. En el fondo, ambos enfoques buscan lo mismo: mejorar la calidad de vida. Pero, sabiendo usar esta dualidad del **progreso**, podrás no solo enfrentar mejor las sombras sino también ampliar esos momentos de luz... para que las cosas buenas perduren más.

Entender las limitaciones y las bondades de cada enfoque te ayudará. Tanto si optas por explorar tus miedos como por aumentar tu felicidad... así, consigues ese **balance** tan preciado en tu día a día.

En conclusión

Este capítulo sobre la Psicología Positiva nos ha **enseñado** varias cosas importantes para mejorar tu perspectiva y **bienestar**. Has aprendido que la **felicidad** y el bienestar no solo dependen de eliminar lo negativo, sino de fortalecer lo positivo en tu vida. Estas ideas pueden ayudarte a ser más **feliz** y más resiliente.

En este capítulo has visto que la Psicología Positiva se centra en las fortalezas y virtudes humanas. También has descubierto la importancia de las **emociones** positivas para la salud mental y cómo cultivar una mentalidad de **crecimiento** y gratitud. Además, has explorado el concepto de "florecer" y cómo afecta a tu bienestar, junto con herramientas prácticas para aplicar estos principios cada día.

Recuerda aplicar lo aprendido en tu vida diaria para sentirte mejor y ser más feliz. ¡Ánimo! Poniendo en práctica lo que has descubierto en este capítulo, puedes realmente mejorar tu bienestar y llevar una vida más plena y **significativa**. ¡A por ello! No lo dudes más y empieza a implementar estos **cambios** positivos en tu rutina. Verás cómo poco a poco tu perspectiva se transforma y empiezas a disfrutar más de las pequeñas cosas. ¡Tú tienes el poder de hacer de tu vida algo extraordinario!

Capítulo 4: Cambios de mentalidad para dejar de pensar demasiado

¿Te has encontrado atrapado en un **torbellino** de pensamientos que no para? Pues en este capítulo, comparto contigo formas de **reconfigurar** tu mente para superar esa espiral. Sabes, yo solía ser igual, dando vueltas en mi cabeza hasta el cansancio. Aquí, vamos a explorar cómo **modificar** esos patrones.

Lo primero que quiero que consideres es lo mucho que tus propios **pensamientos** influyen en cómo ves el mundo y de qué manera simple puede cambiar esto todo. Verás, al empezar a desarrollar una **mentalidad** de crecimiento, notarás que los obstáculos se convierten en oportunidades.

¡Pero hay más! Vamos a practicar la **autocompasión**. Sí, ser amable contigo mismo. Sé que es más fácil decirlo que hacerlo, pero aquí te muestro cómo.

Por último, atacaremos esa **autocharla** negativa y le daremos un giro positivo. Con simples ejercicios que vas a encontrar, te garantizo que empezarás a notar un cambio significativo. ¡Atrévete a redescubrir tu **potencial** y piensa con nuevos ojos!

Desarrollando una Mentalidad de Crecimiento

¿Sabías que **adoptar** una mentalidad de crecimiento puede ser una herramienta poderosa para reducir la tendencia a darle vueltas a todo? Cambiando la forma en que miras los **desafíos**, puedes entrenar tu mente para enfocarte en el progreso y no en las preocupaciones. Con una mentalidad de crecimiento, ves los retos como oportunidades de aprendizaje, en lugar de verlos como obstáculos insuperables. Esto no solo disminuye el estrés, sino que también te anima a seguir adelante, sin quedarte atrapado en pensamientos negativos repetitivos.

Tener una mentalidad de crecimiento significa creer que puedes mejorar tus **habilidades** y conocimientos con esfuerzo y práctica. Imagina lo liberador que es saber que no tienes que ser perfecto porque siempre tienes la oportunidad de crecer. Cuando crees en tu capacidad de mejorar, tus errores dejan de ser fracasos y se convierten en lecciones valiosas. Menos tiempo preocupándote y más tiempo aprendiendo. Mola, ¿verdad?

Adaptar esta mentalidad también afecta cómo ves el diálogo interno negativo. Sí, esa vocecita en tu cabeza que siempre encuentra algo malo que decir. Si le das un giro, transforma esas críticas en preguntas útiles: "¿Qué puedo aprender de esto?", "¿Cómo puedo mejorar?" Con esto, callas al crítico interno y activas al entrenador motivador. Ese cambio en tu percepción reduce el **diálogo** interno negativo y te mantiene enfocado.

Pasando de las creencias al impacto personal, consideremos cómo el creer en el crecimiento personal puede transformar tu día a día. Es increíble la diferencia que hay entre decirte "no soy bueno en esto" y "puedo mejorar con práctica". Esta creencia rompe el ciclo de auto-sabotaje, haciendo que enfrentes los desafíos con más confianza y menos **pensamientos** negativos. Imagínate enfrentando tus proyectos con una mente abierta, sabiendo que cada paso, incluso los tropezones, te lleva hacia un mejor tú. Guay, ¿no?

Superar el diálogo interno negativo no es la única ventaja. También mejora tu actitud hacia los fracasos. Tienes una vista clara de que un error no define tu capacidad, sino que es una oportunidad para aprender y crecer. Al aceptar esto, se reduce enormemente la ansiedad de no ser suficiente.

Ahora, hablemos de la técnica del "todavía". Una herramienta sencillita pero efectiva para replantear tus desafíos y contratiempos. Este truco consiste en agregar la palabra "todavía" a tus juicios sobre tus habilidades. En lugar de decir "no puedo hacerlo", di "no puedo hacerlo todavía". Esta sola palabra lo cambia todo. Te abres a la posibilidad de mejora futura, reduciendo la **presión** innecesaria de inmediato.

Agregar "todavía" ajusta automáticamente tu perspectiva de una negativa a una optimista. En vez de cerrarte ante una dificultad, mantienes la puerta abierta a futuras oportunidades. ¿Ves cómo esto alivia el estrés? Es como decirle a tu mente "relájate, estamos en el camino correcto". También promueve un ciclo positivo de **confianza** y positivismo. Cada pequeño éxito que logras confirma que el "todavía" vale la pena.

Así que ahí lo tienes, cambiando tu mentalidad, creyendo en la posibilidad de crecimiento y usando trucos simples como "todavía", puedes reducir drásticamente las tendencias a darle vueltas a todo. Mantener tu mente en **crecimiento** no es complicado, es más sobre ser consciente y estar dispuesto a cambiar viejos hábitos de pensamiento. ¿Te animas a probar?

Practicando la autocompasión

Todos tenemos esa voz interna que nunca nos deja en paz, que nos **critica** por cada pequeño error. Pero te tengo una solución para contrarrestar esa dura autocrítica que pasa de ser un error pequeño a un drama constante: la **autocompasión**. Sorprendente, ¿verdad? Pero funciona. La autocompasión te ayuda a ver tus errores con más amabilidad.

¿Por qué no tratarte a ti mismo como tratarías a un amigo en problemas? Porque, en serio, si tu mejor amigo se siente mal, no lo ridiculizarías, ¿cierto? Lo apoyarías con palabras comprensivas. Haz lo mismo contigo. Al practicar la autocompasión, poco a poco empezarás a dejar de lado esa crítica severa. Vamos a ver más de cerca cómo funciona todo esto para reducir la **ansiedad**.

La autocompasión tiene tres componentes importantes: la **amabilidad** hacia uno mismo, el sentido de humanidad compartida y la atención plena. Empezando con la amabilidad hacia ti mismo, se trata de ser suave y comprensivo con tus errores, en lugar de ser violentamente crítico. Cuando estás teniendo un mal día, parar y decir "Esta situación es difícil; ¡qué duro es para mí en este momento!" ya es un buen comienzo.

Después, está el sentido de **humanidad** compartida. Este componente te recuerda que el sufrimiento y los errores son parte de la experiencia humana. No sólo tú cometes errores, faltas a los compromisos o enfrentas contratiempos. Compartes estos momentos con el resto de la humanidad. Esto te quita esa sensación de aislamiento y te empuja a perdonarte por tus fallos, al entender que todos los atravesamos.

Finalmente, la atención plena o "**mindfulness**". Mantener tu atención en el momento presente sin juicio te ayuda a aceptar tus emociones como son, sin ahogarte en ellas. Observa lo que sientes, sin juzgarte. Simple, ¿no? En la práctica, puede ser un poco más desafiante, pero con paciencia, mejora.

Así que, tenemos amabilidad, humanidad compartida y atención plena. Estos tres aspectos trabajan juntos para reducir tu ansiedad. Y sí, el impacto es significativo. Cuando comienzas a tratarte con empatía y te conectas con los demás, disminuyen tus preocupaciones. No es magia. Es simplemente ser más humano contigo mismo.

Ahora hablemos de una técnica sencilla que puedes usar: el "**descanso** de autocompasión". Puede sonar exótico, pero es una pausa que te autorregalas para calmarte. Cada vez que notes que empiezas a sobrepensar, tómate un momento para un "descanso de autocompasión". Literalmente, para lo que estés haciendo y regálate un momento para mostrarte compasión.

En este pequeño descanso, coloca tu mano sobre tu corazón y respira hondo. Repite algo simple y amable, como "Esto es difícil, pero estaré bien". Tómate esos minutos para sentir la presencia calmante de ti mismo. Con práctica, este hábito se convertirá en tu mecanismo automático cada vez que surjan emociones intensas.

En resumen, practicando la autocompasión puedes suavizar esa crítica interna que alimenta el **sobrepensamiento**. Comienzas entendiendo sus tres componentes: la amabilidad contigo mismo, el sentido de humanidad compartida y la atención plena. Después implementas el "descanso de autocompasión" como una técnica efectiva para regalarte una pausa cuando más la necesitas.

Está claro que el cambio es poco a poco. Pero con paciencia y práctica, la autocompasión se convierte en una herramienta poderosa para dejar de pensar tanto y sentirte bien contigo mismo. ¡Tú puedes hacerlo!

Desafiando el diálogo interno negativo

Empecemos por una tarea fundamental: **identificar** y cuestionar tu diálogo interno negativo. A veces, tus pensamientos malos corren sueltos, y ni te das cuenta. Pero si empiezas a prestar atención, puedes atrapar esos pensamientos justo en el momento. Cuando detectes uno, hazte una pregunta: ¿qué tan cierto es esto?

Imagínate que piensas: "Siempre **fracaso** en todo". Bueno, ¿es realmente cierto que fallas en todo? Seguro que no. Al cuestionarlo, podrías darte cuenta de que no siempre es así. Ver esto claramente interrumpe el patrón de pensamiento. Cambiar un "siempre fracaso" por un "A veces fallo, pero puedo mejorar" puede hacer una gran diferencia en tu cabeza.

Otra técnica útil es usar **afirmaciones** positivas para reemplazar esos pensamientos. No digas "Nunca voy a lograrlo", mejor intenta con "Estoy haciendo lo mejor que puedo, y eso es suficiente". Cambia tu narrativa interna por algo más amable. Esto no es magia, claro; se necesita práctica. Pero cada vez que logras interceptar un pensamiento malo y lo desafías, vas formando un nuevo hábito mental.

Ahora, hablemos de cómo la **reestructuración** cognitiva puede ser un gran alivio contra la ansiedad y el estrés. Cambiar tu forma de pensar, aunque suene complicado, puede tener un impacto fuerte. Reestructurar tus pensamientos significa evaluar las situaciones de maneras distintas, más balanceadas.

Supongamos que sientes **ansiedad** por una presentación. Tu pensamiento inmediato podría ser "Voy a hacer el ridículo". Aquí es donde interviene la reestructuración cognitiva: pausa y reflexiona. ¿Qué evidencia tienes de que harás el ridículo? ¿Qué tal si en lugar de eso, piensas "Me he preparado bien y puedo manejarlo"? Este pequeño ajuste en tu modo de pensar reduce la angustia.

Al ajustar tu perspectiva, además de bajar tu nivel de estrés, puedes mejorar tu **desempeño**. No estás ignorando el problema, simplemente lo estás viendo con más equilibrio. Así permites que tanto desafíos como oportunidades coexistan en tu mente. Es interesante notar cómo pequeños cambios en tu percepción del mundo externo tienen efectos positivos. Y no solo se limita a presentaciones, claro. Esta técnica se puede aplicar en distintas situaciones del día a día.

Por último, quiero hablarte de una técnica llamada "detener el **pensamiento**". Es muy útil para interrumpir esas espirales de pensamientos malos. Básicamente, cuando notes que un pensamiento malicioso empieza a tomar lugar, te dices a ti mismo "¡Para!" en tu mente. Acompáñalo con un gesto físico, como chasquear los dedos o golpear suavemente una mesa. Esto ayuda pues el cerebro asocia ese gesto con el acto de detenerse.

Tras decir "¡Para!", respira profundo y exhala despacio. Luego, reemplaza el pensamiento con algo positivo o neutro. Piensa en algo que te aporte calma o que disfrutes hacer. Con esta técnica sorprendentemente sencilla, cortas la cadena de pensamientos antes de que se transforme de una pequeña irritación a una preocupación gigante.

Con estos tres conceptos bien entrenados—identificar y cuestionar tus pensamientos, la reestructuración cognitiva, y detener el pensamiento—puedes armarte de **herramientas** poderosas en tu lucha contra el sobrepensar. Cada vez que practiques, poco a poco, notarás cómo marcan diferencia en tu día a día. Y todo empieza con ese primer paso de darle un alto a los pensamientos malos.

Reformulando Pensamientos Negativos

A veces te llega un **pensamiento** negativo y no sabes cómo quitártelo de la cabeza. Pero cambiar la perspectiva puede hacer maravillas. Es como cambiar de lente. De repente, lo que veías oscuro ahora tiene un poco más de luz. Al ver la misma situación desde otro ángulo, los pensamientos negativos se vuelven más equilibrados, menos pesados.

Imagina que tienes un mal día en el **trabajo** y piensas que no vales para nada. Es un pensamiento fuerte y negativo. Pero si te detienes un momento y lo reconsideras, podrías vislumbrar otros puntos de vista. Puede que solo haya sido un mal día. A todos nos pasa. Ver así las cosas, desde otro prisma, ayuda a que ese pensamiento negativo no te consuma tanto.

Ahora, cambiemos un poco de marcha. Hay una herramienta muy poderosa que se llama **reevaluación** cognitiva que te ayuda en esto de gestionar tus respuestas emocionales. Vamos a profundizar en eso.

La reevaluación cognitiva, aunque suena como algo complicado, en realidad es bastante sencilla. Se trata de identificar esos pensamientos que te molestan y luego buscar maneras diferentes de verlos. Por ejemplo, si piensas que tu jefe siempre te critica, podrías ver su **retroalimentación** de otra forma: tal vez está tratando de ayudarte a mejorar. Cambiar esta creencia activa la magia de la reevaluación cognitiva, reduciendo la intensidad de la emoción negativa.

Y no te preocupes, si al principio te cuesta un poco, es normal. Todo es cuestión de práctica. A veces, cambiar de perspectiva necesita un poquito de esfuerzo, pero te prometo, vale la pena. De hecho, transformar estos pensamientos como si fueran piezas de un rompecabezas puede traerte una sensación de **alivio** y calma que antes no tenías.

Hablando de aliviar, hay una técnica más específica que te puede ayudar: la técnica de "**reformular**". Es como darle la vuelta a la tortilla o encontrar interpretaciones alternativas de las situaciones. Vamos a ver cómo funciona.

Esto es sencillo; digamos que tienes una pelea con un amigo. Ese pensamiento podría surgir: "Seguro que ya no le importo." Pero la técnica de "reformular" te lleva a pensar en otras posibilidades. Quizás tu amigo tuvo un mal día, o algo va mal en su vida que no te ha contado. Pensar en estos escenarios alternativos te ayudará a salir del bucle del pensamiento negativo.

Si aplicas esta técnica en tu vida diaria, verás **cambios** significativos en cómo percibes las cosas y sentirás menos estrés. Es decir, cada vez que te encuentres enfrascado en un pensamiento negativo, trata de "reformularlo." Pregúntate: ¿Hay otra manera de ver esto?

En resumen, cambiar cómo ves las cosas puede cambiar lo que sientes, y para bien. Al final, gestionar tus pensamientos no es tan complicado como parece. Es solo cuestión de cambiar el foco, reevaluar la situación y reformular lo que piensas. Prueba hacerlo la próxima vez. Tu **mente** lo agradecerá.

Ejercicio Práctico: Guión de Autodiálogo Positivo

Vamos a trabajar en cambiar esos **pensamientos** que te rondan la cabeza y que no te dejan estar tranquilo. Comencemos con un punto clave.

Identifica un pensamiento negativo común que experimentes. Muchas veces, los pensamientos negativos se cuelan en tu mente sin que te des cuenta. Quizás te digas a ti mismo que no eres capaz de hacer algo, o que todo te sale mal. Eso suele pasar más de lo que uno quisiera.

Piensa por un momento en un **pensamiento** negativo común que tengas. Algo que siempre viene cuando menos lo esperas. Tal vez sea "No soy lo suficientemente bueno en mi trabajo" o "Siempre fallo en mis relaciones". Encuentra uno que realmente tenga un impacto en tu día a día.

Bien, ya lo tienes. Ahora, sigamos adelante.

Pero saber qué es lo que te molesta no es suficiente. Tienes que conectar esto con cómo te hace sentir.

Escribe la **emoción** asociada con este pensamiento. Este pensamiento negativo viene acompañado de una emoción. ¿Qué sientes cuando piensas "No soy lo suficientemente bueno" o cualquier otro pensamiento que identificaste? Puede ser frustración, tristeza, miedo, o incluso enojo. Es importante reconocer y escribir esta emoción. Decirla en voz alta hasta puede amplificar su peso.

Ahí está–esa emoción a menudo se manifiesta sin que lo quieras. Entenderlo es clave.

Este es un paso poderoso porque te prepara para cuestionar la validez de ese pensamiento.

Cuestiona el pensamiento negativo examinando la **evidencia** a favor y en contra. ¿De dónde viene este pensamiento? ¿Es justo pensar de esa manera sobre ti mismo? Aquí es crucial analizar las pruebas–lo que apoya y lo que desacredita este pensamiento. Si tu pensamiento negativo es "Siempre fallo en mi trabajo", piensa en veces que has tenido éxito, aunque sea en detalles pequeños. Tal vez termines cuestionando la validez de ese juicio inicial. Pregúntate si tienes pruebas tangibles de que realmente siempre fallas.

Si el pensamiento no es del todo cierto, reconócelo. Estás haciendo un gran trabajo al enfrentarte a estos pensamientos de manera racional. ¿Lo ves? Ya das pasos para cambiar esa voz interna.

Con esto claro, puedes construir algo más constructivo.

Destilar la evidencia era necesario. Ahora, crearás tu alternativa.

Crea una **declaración** alternativa positiva y realista. Aquí viene la parte divertida: transforma ese pensamiento negativo en una declaración que sea tanto positiva como realista. En lugar de "No soy lo suficientemente bueno en mi trabajo", puedes decir "Estoy mejorando cada día y haciendo mi mejor esfuerzo". ¿Ves cómo esta nueva frase cambia por completo la perspectiva?

Escríbela. Léela en voz alta. No tiene que ser perfecta. Sólo debe ser real y positiva al mismo tiempo.

A continuación te ocuparás de repetir esta nueva afirmación de la manera más rutinaria posible. Suena posible, ¿verdad?

Ahora necesitas internalizarlo.

Practica repetir la declaración positiva diariamente durante una semana. La clave es la **repetición**. Dedica unos minutos cada día para decir esta nueva declaración en voz alta. Puede ser al despertar mientras te miras al espejo. Al asumir esta afirmación como parte de tu rutina diaria, poco a poco irás inclinándote hacia un pensamiento más positivo y constructivo.

Esto te ayudará a anclar esta declaración en tu mente. Verás cómo hacer esto a diario comenzará a tener un verdadero impacto en cómo piensas y sientes.

Pero, ¿cómo saber si esto realmente hace una diferencia? Ahí entra la reflexión.

Reflexiona sobre cómo cambian tus **emociones** y **comportamientos** con este nuevo autodiálogo. Llega el momento de reflexionar. Después de una semana de practicar esta declaración positiva, ¿has notado algún cambio en tus emociones y comportamiento? A lo mejor te sientes menos ansioso o más animado. Tal vez estés encontrando más confianza en tus decisiones diarias. Reflexiona sobre estos cambios.

Escríbelo en un diario si te sirve de ayuda. Hablar con un amigo de confianza también puede darte una buena perspectiva. Observa cómo ese pequeño cambio en tu autodiálogo puede tener un impacto significativo en tu día a día.

Sigamos trabajando para que esos pensamientos saludables entren en tu rutina.

En Conclusión

Este capítulo se enfoca en **cambiar** tu mentalidad para reducir el sobrepensar. Adoptar una actitud abierta te ayudará a ver los **desafíos** como oportunidades de crecimiento y te permitirá manejar mejor el estrés y la ansiedad.

Has aprendido sobre la importancia de cultivar una **mentalidad** de crecimiento para disminuir tu tendencia a darle vueltas a las cosas. También has visto el impacto positivo que tiene creer en el desarrollo personal para reducir la autocrítica negativa.

Te has familiarizado con una técnica llamada "todavía no" para **transformar** cómo enfrentas los obstáculos. Además, has descubierto cómo la **autocompasión** puede contrarrestar esa vocecita crítica interna que surge cuando le das demasiadas vueltas a las cosas.

También has aprendido sobre la "pausa de autocompasión", una técnica para cultivar la **bondad** contigo mismo.

Ahora es el momento de aplicar lo que has aprendido. Al **fortalecer** tu mentalidad de crecimiento y practicar la autocompasión, puedes transformar tu vida y vivir con más **tranquilidad** y propósito. ¡Ánimo, tú puedes lograrlo!

Capítulo 5: Estrategias Inmediatas para Dejar de Pensar Demasiado

¿Alguna vez has sentido que tu **mente** no para? Yo sé bien lo que es. Justo cuando creo que por fin tengo todo bajo control, ahí está, rondando y dándole vueltas a todo. Tú también lo sientes, ¿verdad? Esta pulsante **necesidad** de pensar demasiado puede ser agotadora y, francamente, ¡muy frustrante!

En este capítulo, te prometo que encontrarás **herramientas** poderosas —aunque sencillas— para calmar esa mente hiperactiva. Usaremos **técnicas** que yo mismo he utilizado para parar ese constante bombardeo de pensamientos. Sabes que nadar contra la corriente es agotador. Aquí, aprenderás formas **prácticas** de mantenerte anclado en el presente —evitando que tu cabeza corra como loca. Desde ejercicios de grounding hasta métodos como la técnica 5-4-3-2-1, tu **perspectiva** cambiará.

Acompáñame. Este **capítulo** es una puerta abierta a un espacio de calma y claridad. ¡Estoy seguro de que te encantará! Prepárate para descubrir **estrategias** que te ayudarán a silenciar ese ruido mental y a encontrar la paz que tanto buscas. ¿Listo para empezar? ¡Vamos allá!

La Técnica STOP

¿Te ha pasado que no puedes dejar de **pensar** en algo y sientes que te vuelves loco? La Técnica STOP puede ayudarte a darte un respiro inmediato de esos **pensamientos** que te agobian. Este método es como un botón de pausa para tu mente, permitiéndote detener esos hilos de ideas negativas que pueden atraparte en un ciclo sin fin.

Primer paso: Detente. Sí, suena fácil, pero cuando estás en medio de una tormenta mental, puede ser todo un reto. En este momento, lo que necesitas es un break total. Debes parar lo que estás haciendo y reconocer que estás **sobrepensando**. Este acto de parar ya es poderoso, porque ayuda a desenchufar el piloto automático de tu cerebro.

La técnica STOP te ofrece ese espacio mental, un momento de calma en medio del caos. Te da la oportunidad de volver al presente y alejarte de esas espirales mentales que te consumen.

Pero ¿por qué funciona esta técnica? Resulta que, a nivel psicológico, interrumpir patrones de pensamiento te permite salir de la inercia. Tu mente puede quedar atrapada en lo que los expertos llaman "rumiación". Es simplemente darle vueltas una y otra vez a aquello que te preocupa. Este interrumpir intencionalmente ese patrón da a tu cerebro el tiempo necesario para reajustarse.

Después de parar, el siguiente paso es Toma una **respiración**. ¿Suena demasiado sencillo? Pues resulta ser súper efectivo. Respirar de forma lenta y profunda tiene un montón de beneficios para tu mente y cuerpo. Te ayuda a relajarte y a disminuir la respuesta de estrés. Respirar a conciencia, o sea, prestando atención a cada inspiración y exhalación, hace maravillas. Este simple acto puede calmar esas olas de pensamientos tempestuosos.

Respirar intencionalmente ayuda a resetear tu sistema nervioso. Estás diciéndole a tu cerebro que todo está bien, que no hay un peligro real en ese momento. Así, tu mente puede empezar a enfocarse en el aquí y el ahora, en lugar de esos escenarios catastróficos que imaginabas.

El siguiente paso es **Observa**. Aquí es donde realmente empiezas a entender qué está pasando en tu mente. Puedes hacer una especie de chequeo mental y preguntarte cosas como "¿Qué es lo que realmente me preocupa?". Mirar esos pensamientos desde una perspectiva más objetiva es esencial. Piensa en ti como un observador externo que está simplemente mirando esos pensamientos pasar.

Observar sin juzgar. Es una manera de crear espacio entre tú y los pensamientos, reconocerlos sin que tomen control sobre ti. Esta práctica de autoobservación es clave para mantener la claridad mental.

Finalmente, llega el paso de **Proseguir**. Después de haberte detenido, respirado y observado tus pensamientos, es momento de continuar, pero con una nueva perspectiva. Ahora decides cómo seguir adelante. La idea es que no te quedes atascado en esos bucles de sobrepensamiento. De esta manera puedes elegir actuar en lugar de simplemente reaccionar.

Darse cuenta de cuándo estás sobrepensando y tener una herramienta a la mano como STOP puede ser un alivio enorme. Es como una linterna en la oscuridad mental. Pruébalo la próxima vez que sientas que tus **pensamientos** se acumulan sin control. Verás cómo un simple STOP puede marcar la diferencia.

Ejercicios de Enraizamiento

Cuando te sientes atrapado en tus **pensamientos**, los ejercicios de enraizamiento pueden ser súper útiles. Te ayudan a cambiar rápidamente tu **enfoque** de cosas internas, como preocupaciones e inseguridades, a sensaciones externas en tu entorno. Es como bajar el volumen de todo el ruido en tu cabeza y subir el de lo que tienes alrededor.

Imagínate que estás completamente absorto en tu mente, dándole vueltas a cosas que te **estresan** o te preocupan. ¿No sería genial tener una manera de salir de esa espiral en solo unos minutos? Aquí es donde entran en juego estos ejercicios. Pueden ayudarte a reconectar con el presente, haciéndote sentir más centrado y menos agobiado por esos pensamientos constantes.

¿Cómo funcionan? Muy simple, la clave está en poner **atención** a tus sentidos: vista, oído, olfato, gusto y tacto. Si te concentras en lo que estás experimentando externamente, dejas menos espacio para que esos pensamientos ocupen tu mente. Le das un respiro a tu cerebro, en serio.

Desde el punto de vista neurológico, hay **beneficios** súper interesantes. Cuando involucras varios sentidos, tu cerebro tiene que trabajar un poco más para procesar esa información sensorial. Así, desvías la atención de tus ansiedades a lo que estás viendo, oyendo, tocando y demás. ¿Hay algo más relajante que darle a tu cerebro un rompehielos sensorial? Así, combates la ansiedad casi sin darte cuenta.

Al activar múltiples sentidos, estás ayudando a tu cerebro a relajarse. Imagínate que estás sentado en un parque. Al escuchar el sonido de los pájaros, sentir el viento en tu cara, oler el césped recién cortado... de repente, esos pensamientos preocupantes se empiezan a desvanecer. Es algo genial porque es fácil de hacer y súper efectivo.

Hablando de cosas fáciles y efectivas, hay un **ejercicio** que deberías probar llamado "5-4-3-2-1". Este ejercicio de conciencia sensorial es perfecto para un enraizamiento rápido. Te lo explico:

• 5 cosas que puedes ver: mira a tu alrededor y señala cinco cosas que puedas ver.

• 4 cosas que puedes tocar: toca cuatro objetos a tu alcance.

• 3 cosas que puedes oír: enfócate en tres sonidos, ya sean cercanos o lejanos.

• 2 cosas que puedes oler: busca dos olores que puedas identificar.

• 1 cosa que puedes saborear: puede ser cualquier cosa que estés comiendo o el simple gustillo de tu propia saliva.

Este ejercicio es fácil de recordar y usar en momentos de alto **estrés**. Funciona porque obliga a tu cerebro a salir de tu torrente constante de pensamientos y centrarse en el aquí y ahora.

Puedes ver cuánto puede ayudar un simple cambio de enfoque. Y todo sin necesidad de nada complicado o costoso. Diría que es una **técnica** invaluable. ¡Así que ya sabes, la próxima vez que sientas que estás sobrepensando, prueba algún ejercicio de enraizamiento y observa cómo cambian las cosas!

Métodos de Difusión del Pensamiento

Cuando hablamos de parar **pensamientos** intrusivos, crear un poco de distancia entre tú y esos pensamientos puede ser súper útil. Pero, ¿cómo? Pues, aquí es donde entra la **difusión** del pensamiento. No se trata de eliminar los pensamientos malos directamente, sino de cambiar cómo los ves. Imagínate estar de pie frente a un molino de viento enorme. Si te alejas un poco, ya no parece tan grande ni amenazante, ¿verdad? Así pasa con tus pensamientos.

La idea principal es no dejar que esos pensamientos definan quién eres o cómo te sientes. La técnica de difusión del pensamiento te ayuda a observar los pensamientos sin reaccionar de inmediato a ellos. En vez de atraparte en un ciclo infinito de pensar excesivamente, aprendes a dejarlos fluir.

Hay uno más específico y se llama **defusión** cognitiva. Suena complicado, pero realmente no lo es. Defusión cognitiva significa básicamente entender que un pensamiento es solo eso—un pensamiento. Nada más. No tiene que ser real o influir en lo que decides hacer. Pensamientos son como nubes en el cielo; vienen y van, algunos más oscuros que otros, pero ninguno se queda para siempre.

Además, cuando dejas de apegarte a cada pensamiento que surge, reduces el **estrés** y la ansiedad. Piensa en ello: si ves cada pensamiento como algo temporal y separado de ti, es más fácil no tomarlo tan en serio. Funciona un poco como cuando te ríes o señalas algo absurdo que estabas pensando y de repente no parece tan malo. Al final del día, metes los pensamientos en su lugar apropiado, y no al revés.

Ahora, cambiando de tema, hay un ejercicio genial para practicar esta idea de desaferrarse de los pensamientos problemáticos: la técnica de **visualización** de "hojas en un arroyo". Esto puede sonar un pelín raro, pero ten paciencia, funciona. Cierra los ojos e imagina un arroyo tranquilo. Hay un montón de hojas flotando en el agua, moviéndose suavemente con la corriente. Cada vez que un pensamiento intrusivo aparece, ponlo en una hoja y déjala llevarse por la corriente. Así de sencillo.

Funciona porque te obliga a visualizar tus pensamientos como algo aparte de tu **mente**. Estás separándote activamente de esos pensamientos, viéndolos irse como si fueran nada más que hojas flotantes. Pruébalo por unos minutillos y verás que tu mente se siente mucho menos pesada.

Toda esta técnica de "hojas en un arroyo" es una manera fácil de practicar la defusión cognitiva. La visualización le da a tu mente algo concreto en lo que enfocarse, haciendo que sea más fácil ver los pensamientos como exteriores a ti. Además, apuesto a que ya te sientes más relajado solo de imaginar el arroyo y las hojas. Todo se trata de encontrar maneras de ver los pensamientos por lo que son: simples ocurrencias mentales, no realidades fijas.

Por lo tanto, practicando estos **métodos**, puedes crear esa distancia que necesitas para reducir la sobrecarga mental. Menos apego a los pensamientos significa menos estrés y, honestamente, ¿quién no quiere un poco de eso?

La Técnica 5-4-3-2-1

¿Te han invadido esos **pensamientos** repetitivos que parecen un disco rayado en tu mente? La técnica 5-4-3-2-1 es genial para esos casos. Esta **estrategia** te ayuda a salir rápidamente del bucle del pensamiento excesivo al enfocarte en lo que tienes justo frente a ti. Es como una especie de truco mágico que interrumpe esos pensamientos malos en un dos por tres.

La idea es bastante simple. Ves que muchas veces, cuando estás atrapado en tus pensamientos, pierdes de vista lo que está sucediendo alrededor. La técnica de **grounding** 5-4-3-2-1 usa tus **sentidos** para traer tu atención de vuelta al presente. O sea, en lugar de seguir dándole vueltas a la misma idea, te obligas a notar las cosas a tu alrededor. Y eso, curiosamente, te hace relajar y tu cerebro respira un poquito.

Ahora, pasamos a cómo hacerlo paso a paso. La cosa es reconocer y nombrar:

• Cinco cosas que puedes ver.

• Cuatro cosas que puedes tocar.

• Tres cosas que puedes escuchar.

• Dos cosas que puedes oler.

• Una cosa que puedes saborear.

Vamos a desmenuzar cada uno, ¿vale?

Primero, cuando dices cinco cosas que puedes ver, no tienes que ser súper específico. Puedes decir algo como la planta en el rincón, el libro en la mesa, el cuadro en la pared... Cosas así. El mero hecho de forzarte a identificar estas cosas hace que tu mente cambie de canal, como cuando cambias de estación en la radio.

La parte de las cuatro cosas que puedes tocar la hace súper poderosa. Piensa en cómo se siente la silla en la que estás sentado, o quizá el teléfono que tienes en la mano. Aquí, no sólo dices qué es, sino también cómo lo sientes. ¿Es frío, caliente, áspero, suave? Eso justamente te saca de tu cabeza y te aterriza en el presente.

En cuanto a las tres cosas que puedes escuchar, sueles pensar que no hay mucho que notar. Pero, escucha detenidamente. Puede ser el sonido de tu **respiración**, el ruido del tráfico afuera, el zumbido del ventilador... Aunque parezca simple, forzar a tu cerebro a este enfoque detallado manda tus pensamientos en otra dirección.

Después, vienen las dos cosas que puedes oler. Aquí, tienes que agudizar tus sentidos. Quizá seas capaz de detectar el aroma de tu café, o ese toque de perfume en tu piel. Pueden ser olores sutiles y aún así funcionarán para romper ese gaché ciclo de pensamiento.

Finalmente, piensa en una cosa que puedas saborear. Puede ser algo que hayas comido recién o un simple sabor en tu boca. Si no se te viene a la mente nada, un truco es llevar contigo un caramelo y mientras haces esta técnica, simplemente cómelo y enfócate en notar su sabor.

Esta técnica no es magia, pero puede sonar como si lo fuera debido a lo **efectiva** que es. No sólo te hace presente, sino que también desacelera tu mente. Como ves, no es un trance profundo, ni nada raro. Es sólo sensibilidad y **atención** donde deberías estar frecuentemente: en el ahora.

Espero que con estas instrucciones y explicaciones puedas caer en cuenta cuánto puede mejorar tu día, tu **ansiedad** y, sobre todo, reducir esa horrible manía de pensar demasiado. Ahora que lo sabes, ¿por qué no lo pruebas?

Ejercicio Práctico: Interruptor de Pensamientos Excesivos de 5 Minutos

Vamos a hacer un **ejercicio** que te ayudará a detener esos pensamientos excesivos que tanto te molestan. Lo que harás es desconectarte de esas **preocupaciones** y enfocarte en el presente. Todo esto, en solo 5 minutos.

Pon un **temporizador** para 5 minutos. Así es, establece un tiempo limitado para este ejercicio. No tiene que ser más que eso. Cinco minutos son suficientes, créeme.

A continuación, toma tres **respiraciones** profundas. Inhala por la nariz, siente el aire llenando tus pulmones. Luego, exhala por la boca, dejando ir cualquier tensión. Repite esto dos veces más. Este simple acto de respirar ayuda a calmar tu mente y cuerpo, y te prepara para lo próximo.

Ahora, dirijamos nuestra atención a nuestro entorno.

Nombra cinco cosas que puedas ver a tu alrededor. Podría ser la lámpara en tu escritorio, el color de las paredes o incluso un cuadro. Describe estos objetos brevemente a ti mismo. Notar y nombrar cosas te ancla al momento presente y te saca de esa espiral de pensamientos.

¿Listo para el siguiente paso? Aquí vamos.

Identifica cuatro cosas que puedas tocar y describe sus **texturas**. Quizás toques la suavidad de tu sillón, la aspereza de un libro, o la frialdad del metal en tu reloj. El tacto es un poderoso conector con la realidad. Describir la textura y sentir cada objeto ayudará a fortalecer esa conexión presente, lejos de tus preocupaciones.

Pasemos ahora a lo que puedes oír.

Escucha tres **sonidos** distintos a tu alrededor. Podría ser el zumbido de tu computadora, el canto de los pájaros fuera o quizá una conversación lejana. Toma un momento para concentrarte en cada sonido. La idea aquí es cambiar gradualmente tu enfoque.

Luego tenemos los olores, así que...

Nota dos aromas o **olores** en el aire. Quizás sea el aroma de una vela encendida o el olor fresco de la lluvia. Cierra los ojos si necesitas y profundiza en esos olores. Algunos olores más sutiles requieren una atención más consciente, lo cual es súper efectivo.

Finalmente, pasamos al sentido del gusto.

Reconoce una cosa que puedas saborear o un sabor que recuerdes. Si estás tomando una bebida, nota el sabor, pero si no tienes algo comestible cerca, piensa en el sabor de tu fruta favorita. Asocia ese sabor con algo familiar y positivo.

Todos estos pasos trabajaron juntos para brindarte un breve respiro de esa oleada de **pensamientos**. Los has cambiado por sensaciones inmediatas y ancladas en el presente. Cinco minutos después, y sientes una calma diferente.

Este es el poder de redirigir tu atención de manera consciente. Practica esto cada vez que sientas que el overthinking está ganando la batalla. Funciona compartimentalizando tus sentidos uno a uno y enfocándolos en lo que te rodea.

Este ejercicio no es la panacea que resuelve todo, pero es un gran kit de emergencia contra ráfagas de pensamientos acumulativos. Inténtalo la próxima vez que te sientas abrumado; podrías sorprenderte.

Espero que sigas encontrando más maneras de calmar tu **mente** en los siguientes capítulos.

En Conclusión

Este capítulo te ha **brindado** una serie de estrategias inmediatas para detener el exceso de **pensamiento**. Al aplicar estas técnicas, puedes tomar el **control** de tu mente y reducir la ansiedad. Has aprendido diferentes **métodos** que puedes utilizar para actuar en momentos críticos y mantener una vida mentalmente saludable.

En este capítulo has descubierto:

• La técnica STOP que te da un respiro inmediato del exceso de pensamiento.

• Ejercicios de grounding que redirigen tu **enfoque** de los pensamientos internos a las sensaciones externas.

• Métodos de difusión de pensamiento que crean distancia entre tú y los pensamientos intrusivos.

• La **efectividad** de comprometer tus sentidos para interrumpir ciclos de sobrepensar.

• Cómo un ejercicio práctico de 5 minutos puede rápidamente interrumpir el exceso de pensamiento.

Usa estas **técnicas** y estrategias del capítulo en tu vida diaria para afrontar los momentos de sobrepensar. Con **práctica** y dedicación, serás capaz de mantener una mente más tranquila y enfocada, controlando los pensamientos que te causan estrés. ¡Pon en marcha todo lo que has aprendido y verás cómo mejora tu bienestar mental!

Capítulo 6: Técnicas de Reestructuración Cognitiva

¿Alguna vez has **pensado** cómo tus pensamientos pueden **transformar** tu realidad? Pues bien, en este capítulo, vas a **explorar** un camino que cambiará tu forma de ver las cosas.

Desde mi propia experiencia, me di cuenta de ciertos patrones en mis **pensamientos** que lo complicaban todo. Ahora, quiero compartir contigo **herramientas** que pueden ayudarte a detectar esos pensamientos distorsionados.

¿Sientes que tus **emociones** a veces se descontrolan? Aquí, descubriremos juntos el modelo ABC para entender cómo nuestros pensamientos afectan nuestras emociones y **acciones**. Aprenderás a desafiar esas ideas negativas con pensamientos más equilibrados.

Para terminar, te guiaré a través de un ejercicio práctico con una hoja de registro de pensamientos. Puede sonar complicado, pero créeme, te sorprenderás de cuánto puede ayudarte y transformar tu manera de pensar.

Venga, anímate y descubre cómo puedes mejorar tu vida.

Identificando Distorsiones Cognitivas

Reconocer las **distorsiones** cognitivas es una herramienta crucial para dejar de sobrepensar. A veces, tu mente juega trucos, haciéndote creer cosas que no son ciertas. Ignorar esto puede llevarte a un ciclo sin fin de malos **pensamientos** y estrés. Pero, cuando identificas estas distorsiones, puedes cambiar tu manera de pensar. Por ejemplo, tienes un pensamiento como "nunca hago nada bien." Si te preguntas, ¿es eso verdad siempre?, empiezas a romper ese patrón negativo.

Existen varios tipos de distorsiones cognitivas bastante comunes. Un ejemplo es la "catastrofización," donde imaginas el peor de los **escenarios** posibles. Digamos que cometes un error en el trabajo y piensas que te van a despedir. En realidad, casi siempre las consecuencias no son tan dramáticas. Otro tipo es el "pensamiento en blanco y negro." Aquí, ves las cosas como todo o nada; si no haces algo perfecto, piensas que es un fracaso total. Este tipo de pensamiento no deja mucho espacio para los matices de la vida.

El **impacto** de estas distorsiones en tu pensamiento puede ser enorme. Por ejemplo, "sobregeneralizar" te puede hacer ver un error mínimo como una cadena interminable de fracasos futuros. Si una persona te ignora una vez, podrías llegar a la conclusión de que nadie te quiere. Otro tipo es la "personalización," donde asumes que todo lo malo que pasa es tu culpa, aunque no lo sea realmente. Estos hábitos de pensamiento afectan tu humor y comportamiento, muchas veces llevándote a más estrés y ansiedad.

Para empezar a cambiar estas distorsiones, podrías usar la técnica del "detective de distorsiones." Aquí, tratas de analizar tus **pensamientos** como lo haría un detective. Imagina que tienes un seno arrugado en tu camisa al salir de una reunión importante, y piensas, "nunca podré lograr nada profesionalmente." El detective dentro de ti haría preguntas críticas: ¿Realmente afecta tu camisa arrugada lo que logres en tu carrera? ¿Puedes recordar alguna vez que un pequeño error te arruinó la vida?

Convertirte en un detective de distorsiones requiere **práctica**. Cada vez que un pensamiento irracional aparezca, detente y pregúntate si hay evidencia clara que lo pruebe. Tal vez pensaste, "mi amigo no me respondió el mensaje, seguro está enojado conmigo." Examina los hechos sin las emociones implicadas. ¿Hay alguna otra razón por la que alguien podría no responder de inmediato, como estar ocupado?

Así que, ya sabes, identificando y cuestionando estos pensamientos irracionales con la técnica del detective de distorsiones, no solo mejoras tu **panorama** mental, sino también reduces el estrés y la ansiedad. Esto te permite vivir con una mente más tranquila y positiva. Sangre fría. A observar y pensar mejor antes de afligirte por cosas que, muy probablemente, no son tan graves como parecen. La clave está en mantener la **calma** y analizar la situación con objetividad.

El Modelo ABC de Pensamientos y Emociones

¿Te suena eso de **pensar** demasiado en algo y acabar sintiéndote fatal? Pues justo de eso va el modelo ABC. Te ayuda a entender bien claro cómo tus pensamientos afectan tus **emociones**. Este modelo, popularizado por Albert Ellis, psicólogo pionero, es una herramienta sencillota pero poderosa que puedes usar a diario para entender qué pasa en tu cabeza y por qué te sientes como te sientes.

El modelo ABC desglosa la experiencia en tres componentes básicos: A de Activador, B de Creencia, y C de Consecuencia. Imagínate esto: empiezas el día con una mala noticia en el **trabajo** (A). Empiezas a pensar que eres un fracaso (B). Consecuencia: te sientes deprimido y ansioso (C). Así de simple. El evento activador induce creencias que luego resultan en emociones. ¿Ves? Como una reacción en cadena.

Pasemos a ver los componentes por separado.

El Activador (A) es básicamente cualquier cosa que te angustia o desencadena pensamientos. Podría ser una situación concreta, como llegar tarde a una reunión. A veces las activaciones son más sutiles, como ver un comentario en redes sociales. No importa qué tan grande o pequeño sea el evento, lo esencial es que desencadena el proceso. Así que todo empieza aquí: un activador sencillo puede desencadenar un torbellino de pensamientos y emociones.

Ahora, la porción más crucial: la **Creencia** (B). Esto es lo que realmente piensas sobre lo que pasó. Aquí es donde muchas veces te metes en problemas. Muchos eventos activadores pueden ser neutrales por sí solos, pero las creencias que tienes al respecto son lo que verdaderamente afecta tus emociones. Por ejemplo, si alguien no te responde un mensaje de inmediato, podrías empezar a creer que no le importas. Lo importante de este punto es identificar y desafiar esas creencias irracionales.

Vamos al último componente: la Consecuencia (C). Aquí es donde te afecta todo el combo A+B. Básicamente, son las emociones y **conductas** que resultan de tus creencias. Así que si crees que tu jefe está siempre enfadado contigo, la consecuencia puede ser ansiedad y evitar la interacción. Veamos cómo analizarlo paso a paso.

¿Cómo usar el modelo para desarmar el **sobrepensamiento**? Es más sencillo de lo que parece. Primero, reconoce el evento activador. Piensa en lo que está ocasionando tus pensamientos. Luego, identifica tus creencias sobre el evento. Este paso es en donde te puedes dar cuenta si esas creencias se salen de balanza con la realidad. Pregúntate, ¿qué evidencia tienes de que tus creencias son verdaderas? ¿Podrían haber otras explicaciones?

Por último, reflexiona sobre tus emociones y **comportamientos**. ¿Cómo te estás sintiendo después de identificar tus creencias? ¿Te está ayudando o empeorando tu estado? Esto te da una oportunidad para cambiar esas creencias irracionales. A veces, con solo cuestionar esas creencias, las consecuencias pueden cambiar notablemente, de negativas a más llevaderas.

Ayuda a descomponer una situación de sobrepensamiento en sus partes componentes para entender los pensamientos y cambiar cómo te afecta emocionalmente. Antes de que te des cuenta, estarás cuestionando menos y te sentirás más **tranquilo**. Así que la próxima vez cuando te sientas abrumado por tus pensamientos, toma un momentito, respira y analiza usando el modelo ABC. Verás que es una manera genial de poner tus emociones en perspectiva.

Desafío de Pensamientos Basado en Evidencia

Sabes, a veces nuestras mentes nos juegan malas pasadas y empezamos a darle vueltas a las cosas. Todo parece tan real, tan auténtico... pero, ¿lo es? Ahí es donde entra en juego **reunir evidencia**. Imagina por un momento que tienes un pensamiento como "Voy a **fracasar** en esta presentación del trabajo". Reunir evidencia es como ser un detective de tus propios pensamientos. Vas comprobando si tienen sentido, si de verdad son ciertos.

Comienzas por anotar todas las pruebas que apoyan ese pensamiento. ¿Has fallado en todas las presentaciones anteriores? ¿Alguien te ha dicho que vas mal? Pero, ojo, también apuntas las pruebas que lo contradicen. ¿Has recibido buenos comentarios antes? ¿Te has **preparado** bien? Recopilar esta información te ayuda a ver las cosas como son y no como temes que sean. Con toda esta evidencia, te das cuenta de que quizás tu pensamiento no está tan fundamentado, y ¡zas! la **ansiedad** baja un poco.

Armar estas piezas de evidencia no solo calma la mente, sino que te ayuda a **analizar** objetivamente lo que está pasando. Simplemente viendo los hechos, puedes romper ese ciclo de pensamientos negativos y estresantes. No se trata de engañarte; se trata de ser honesto y racional. Cuántas veces dejamos que la emoción nos nuble el juicio. Piénsalo como un termómetro: medir el dolor, mirar el porqué del malestar para así ajustar la manera en que respondes.

Hablando de objetividad y razón, me viene a la mente algo sencillo y práctico: el **análisis objetivo**. Este enfoque es una joya para reducir la ansiedad y el estrés. Porque a veces estás tan metido en tu drama y ansiedad, que olvidas dar un paso atrás y mirar el cuadro completo. Tomar un momento para decir "A ver, ¿qué está pasando realmente aquí?" es crucial. Así empiezas a ver las cosas de manera más clara y menos cargada de emoción.

Una transición suave aquí es sentir esa casi magia de pasar de estar atrapado en los remolinos de la mente a pararte en un terreno firme y establecido. Para lograr esto, puedes usar una técnica específica que funciona muy bien: el registro de evidencia.

El registro de evidencia es como tener un libro de notas mental para tus pensamientos. Cada vez que sientas que un pensamiento negativo empieza a dominarte, lo anotas. Escribes cómo te sientes, qué te estás diciendo a ti mismo. Luego, apuntas toda la evidencia que apoya y contradice ese pensamiento. Esto hace que cuestionar esos pensamientos y aquellos episodios de darle vueltas sea algo sistemático y no al azar.

¿Tienes alguna evidencia de que aquello que te inquieta realmente podría pasar? A lo mejor no hay mucho respaldo para ese pensamiento, y al darte cuenta de eso puedes tranquilizarte. Es casi una cura inmediata contra tus pensamientos negativos. Al enfrentar tus **miedos** con evidencia, esos monstruos mentales pierden poder. Escribir y leer esos registros frecuentemente normaliza el proceso, haciéndolo tan común como lavarte los dientes.

En definitiva, reunir evidencia e ir sistemáticamente **desafiando** esos pensamientos te da las herramientas para que tú, no ellos, tengas el control. Y aunque tomar este enfoque lleva práctica, vale cada esfuerzo. Esto, además, te prepara mejor para los desafíos del mañana, con una mente más clara y tranquila.

Creando Pensamientos Equilibrados

A veces, **piensas** en blanco y negro. Las cosas son totalmente buenas o totalmente malas. Pero, en realidad, la vida no es tan simple. Desarrollar pensamientos equilibrados puede ser una herramienta genial para reducir esta forma de pensar. Cuando entiendes que hay matices y que las cosas pueden ser tanto buenas como malas al mismo tiempo, te quitas un peso de encima. Ayuda a ver la vida con más colores, no solo en blanco y negro. Así que, cambiar la manera en que piensas puede hacer que dejes de **sobrepensar**.

Tienes que aprender a identificar esos pensamientos extremos y pararte a cuestionarlos. Por ejemplo, imagina que piensas "Nunca hago nada bien." ¿De verdad es cierto? Probablemente no. Si te tomas un momento para **reflexionar**, te darás cuenta de que haces muchas cosas bien. Tal vez solo estás enfocado en lo negativo. Aprende a ver las excepciones y a pensar en un punto medio más realista.

Ahora hablemos de la **flexibilidad** cognitiva. Se trata de la capacidad de ajustar tu manera de pensar. Si puedes cambiar de perspectiva cuando te encuentras atascado en un pensamiento negativo, te la jugarás. Y esto ayudará a manejar el sobrepensamiento. Es como poder cambiar el canal en la tele cuando algo no te gusta.

Imagina que siempre tienes el mismo patrón de pensamiento sobre una situación estresante. Si tu mente está abierta a ajustarse y a considerar otras posibilidades, el pensamiento negativo pierde poder. Puedes decirte, "Vale, esto puede no haber salido bien, pero puedo intentar otra cosa". Así reduces el sobrepensamiento y abres espacio para **soluciones** más creativas.

Ahora, ¿cómo llegas a tener este tipo de pensamientos flexibles? Pues una técnica útil que me encanta se llama 'tanto esto como aquello'. Funciona así: en lugar de verlo todo como una cosa u otra, empieza a reconocer que ambas pueden ser ciertas a la vez. Por ejemplo, puedes sentirte triste y aun así tener un buen día. Sí, suena contradictorio, pero así es la vida a veces. Este método crea patrones de pensamiento más matizados y te relaja un montón.

Lo **genial** de 'tanto esto como aquello' es que te permite entender que las emociones complejas son válidas. No todo tiene que ser malo o excelente. Cuando reconoces esta complejidad, reduces el peso que tienen esos pensamientos negativos sobre ti. Y así, poco a poco, dejas de sobrepensar tanto porque no te atrapas en un solo tipo de sentimientos o pensamientos. Espero te sirva.

Si empiezas a practicar estas técnicas más seguido, te darás cuenta de que tus patrones de pensamiento se vuelven más **equilibrados**. Verás que no te obsesionas tanto con lo que va mal. En cambio, empiezas a aceptar que la vida tiene matices. Así es cómo empiezas a entender mejor la **realidad** y a enfrentar los desafíos con una mente más clara y tranquila.

Ejercicio Práctico: Hoja de Registro de Pensamientos

Vamos a poner en marcha un **ejercicio** útil para manejar esa tendencia al sobrepensar. Te voy a guiar por un proceso que te ayudará a lidiar con esos **pensamientos** que no paran de rondar tu cabeza.

Primero, identifica una **situación** que desencadenó el sobrepensar. Piensa en algo específico que te causó preocuparte tanto. ¿Te pasó en el trabajo? ¿Fue una pelea con un amigo? Céntrate en algo concreto. Te ayudará a clarificar lo que pasa por tu mente.

Ahora, escribe los pensamientos automáticos que ocurrieron. ¿Qué ideas te vinieron a la cabeza sin pensarlo? Pueden ser cosas como "No soy lo suficientemente bueno para este trabajo" o "Mi amigo ya no quiere hablar conmigo". Anótalos tal como los recuerdas, sin juzgarlos.

El siguiente paso es calificar la **intensidad** de las emociones asociadas. Pregúntate: "¿Cuánto de fuerte siento esta emoción?" Usa una escala del 1 al 10 para medirlo claramente.

Después, toca identificar cualquier **distorsión** cognitiva presente. Estas son esas trampas mentales en las que todos caemos, como el pensamiento catastrófico o la sobregeneralización. Reconocerlas te ayudará a retomar el control.

Ahora, cuestiona tus pensamientos buscando **evidencia** a favor y en contra. Pregúntate si existen pruebas que apoyen o contradigan esas ideas automáticas. Haz una rápida búsqueda en tu mente de momentos que desafíen esos pensamientos negativos.

Con toda esta información, crea un pensamiento alternativo y **equilibrado** basado en la evidencia. Este nuevo enfoque debe ser más realista y menos extremo.

Finalmente, vuelve a calificar la intensidad de tus **emociones** después de considerar el pensamiento equilibrado. Compara cómo te sientes ahora con cómo te sentías al principio.

¿No notas el **cambio**? Parece que vamos por buen camino. Este ejercicio te ayudará a manejar mejor tus pensamientos y emociones en situaciones difíciles.

En conclusión

En este capítulo, hemos repasado varias **técnicas** importantes para ayudarte a manejar tus pensamientos y **emociones**. Estos métodos son herramientas valiosas que pueden convertirte en un "detective de pensamientos" y mejorar tu **bienestar**.

A lo largo del capítulo, has visto:

• Qué pasa cuando reconoces las **distorsiones** cognitivas y cómo esto puede romper los patrones de sobrepensamiento.

• Los tipos más comunes de distorsiones cognitivas y su impacto en tu forma de pensar.

• La técnica del "detective de distorsiones" para identificar **pensamientos** irracionales.

• Cómo utilizar el **modelo** ABC para entender la relación entre pensamientos y sentimientos.

• Los componentes del modelo ABC: Evento activador, Creencia y Consecuencia.

Este capítulo te ha proporcionado **herramientas** prácticas y reflexivas que, si las aplicas en tu día a día, te permitirán abordar tus desafíos mentales con más claridad y objetividad. ¡Pon tus nuevos **conocimientos** en práctica y transforma tu manera de pensar para lograr una vida más tranquila y equilibrada!

Capítulo 7: Estrategias de Regulación Emocional

¿Alguna vez has sentido que tus **emociones** son como una montaña rusa, difícil de controlar? A mí también me ha pasado. Como autor, quiero compartir contigo algo que cambió mi vida y puede cambiar la tuya. Este capítulo no solo te ayudará a **entender** mejor tus emociones, sino también a **expresarlas** de manera efectiva.

Imagina sentirte en **control**, sabiendo exactamente qué emoción estás experimentando y por qué. Te llevaré de la mano, mostrándote **técnicas** simples como la acción contraria, que pueden parecer pequeñas pero tienen un gran impacto. Es como tener una caja de **herramientas** para tus emociones.

Te prometo que al final de este capítulo, te sentirás más **preparado** para manejar cualquier situación emocional. Aprenderás a reconocer y etiquetar lo que sientes, y a **reaccionar** de una manera que convierta lo complicado en algo mucho más manejable. ¿Suena interesante, verdad?

Entendiendo la Inteligencia Emocional

¿Cómo te **ayuda** la inteligencia emocional (IE) a manejar mejor tus **emociones**? Cuando se habla de IE, se trata de entender y gestionar no solo tus sentimientos, sino también los de los demás. Imagina tener las herramientas para cambiar ese ciclo interminable de

pensamientos que te agotan. Entender cómo funciona la IE es clave para eso.

La IE tiene cuatro **componentes** principales: autoconciencia, autorregulación, empatía y habilidades sociales. Cada uno es importante para combatir el sobrepensamiento. Veamos cómo cada componente puede ayudarte.

Primero, la autoconciencia. Ser consciente de tus emociones significa que puedes reconocer cuándo empiezas a sentirte abrumado. En lugar de dejar que los pensamientos negativos te dominen, puedes identificarlos y replantearlos. Por ejemplo, si notas que estás preocupado por un error en el trabajo, ser consciente de tu inquietud es el primer paso para definir estrategias para manejarla.

Luego viene la autorregulación. Aquí es donde la IE realmente brilla. Si sabes manejar tus emociones, puedes detener esa rueda de sobrepensamiento antes de que te lleve al agotamiento. Truquitos como respirar hondo o dar una vuelta pueden ayudarte a calmar la mente. Gestionar tus emociones no significa ignorarlas, sino más bien controlarlas en lugar de que te controlen a ti.

La **empatía** también juega un papel crucial. Cuando eres empático, puedes entender cómo otros manejan sus emociones y aprender de ellos. Además, te permite ponerte en los zapatos del otro, algo valioso para poner tus propios problemas en perspectiva. A veces, al entender que no estás solo en tu lucha, las cosas no parecen tan complicadas.

Finalmente, las habilidades sociales. Las buenas **relaciones** y tener una red de apoyo pueden hacer maravillas para reducir el sobrepensamiento. Charlar con alguien de confianza puede aliviar la tensión y ofrecerte una nueva perspectiva. Un colega o familiar podría darte un consejo práctico que no habías considerado.

Ahora, ¿cómo puedes mejorar todos estos componentes? Aquí es donde la técnica de la "rueda de emociones" entra en juego. Esta **herramienta** te ayuda a ampliar tu vocabulario emocional y a ser más consciente de lo que sientes. Imagina una rueda con emociones básicas en el centro, como alegría, tristeza, rabia y miedo. Cada sección tiene matices que detallan esos sentimientos, como entusiasmo o melancolía. Con esta rueda, puedes identificar exactamente cómo te sientes, no solo "mal" o "bien", sino algo más específico. Y si puedes nombrar tus emociones, puedes controlarlas mejor.

Usar la rueda de emociones regularmente te hace más consciente de tus **sentimientos**. Tal vez tuviste un día de perros en el trabajo y solo pensabas que estabas "estresado". Pero usando la rueda, puedes darte cuenta de que realmente te sientes "agotado" y "ansioso". Este autoconocimiento te da la información que necesitas para manejar esas emociones de manera más efectiva.

Así que ahí lo tienes. La IE y la rueda de emociones son herramientas poderosas. Ser más consciente de tus emociones y tener recursos para manejarlas puede hacer maravillas para detener el sobrepensamiento. Solo requiere un poco de práctica y dedicación. Empieza hoy y notarás la diferencia.

Reconociendo y Etiquetando Emociones

A veces las **emociones** pueden sentirse como una avalancha. Pero, ¿qué pasa si te digo que **identificarlas** de manera precisa puede reducir su fuerza aplastante? Si empiezas a ponerle nombre a eso que sientes, poco a poco, las emociones perderán su carácter abrumador. Te alejas un poco y tomas el control.

Primero, tienes que preguntarte: ¿Qué estoy **sintiendo** exactamente? Tal vez es frustración, no enojo. O tristeza, no depresión. Darle un nombre preciso puede ser la diferencia. Piensa en un día muy complicado. Puede que sientas una mezcla de cosas. Si empiezas a decir "me siento estresado, pero también agotado", es como si esas emociones se separaran. No se mezclan en una gran bola de negatividad.

Un punto importante es cómo esto afecta nuestro **cerebro**. Cuando etiquetas tus emociones, el cerebro entra en un modo diferente. Te empiezas a calmar, reduces la respuesta instantánea de pánico. Las investigaciones sugieren que al ponerle nombre a tus emociones, activas áreas del cerebro responsables de procesar y regular esos sentimientos. O sea, ser consciente de cuáles emociones estás sintiendo hace que tu cerebro trabaje mejor para manejar el estrés.

Pasando a otro tema relacionado: el **escaneo** corporal. Esto es una técnica súper útil. Básicamente, te enfocas en las sensaciones físicas de tu cuerpo para entender mejor tus emociones. Primero, siéntate o acuéstate en un lugar tranquilo. Cierra los ojos y, empezando por los pies, ve prestando atención a las distintas partes de tu cuerpo.

¿Sientes tensión en los hombros? Tal vez estás acumulando estrés. ¿Una sensación de vacío en el estómago? Podría ser ansiedad. A medida que subes por todo tu cuerpo, notarás distintas sensaciones físicas. Con práctica, puedes conectar esos sentimientos físicos con tus emociones y etiquetarlas de manera más precisa.

Pero más allá de identificar y nombrar, practicar el escaneo corporal te obligará a **desacelerar**. Mientras más lo hagas, más fácil será identificar esos pequeños cambios en tu cuerpo que reflejan tus emociones. Y claro, cuando sabes qué es lo que sientes y por qué, eso aligera bastante la carga emocional. Como cuando encuentras la fuente de un ruido en casa y de inmediato te sientes aliviado.

Ahora piensa en todo eso combinado. Por un lado, tienes la habilidad de etiquetar y, por otro, usas el escaneo corporal. Imagínate un entorno laboral caótico. Si puedes decir "me siento abrumado y físicamente tenso en el cuello", tienes herramientas para ponerte en acción. No solo reconoces tu estado emocional sino que también encuentras un punto de partida para ofrecerte alivio inmediato.

Así que practicar etiquetar tus emociones y hacer un escaneo corporal regularmente, va **transformando** la manera en que ves y habitas tus sensaciones y pensamientos. Con un poco de práctica, esas enormes olas de emociones empiezan a parecer más como pequeños oleajitos. Pueden estar ahí, pero ya no te tiran de golpe.

Expresión Emocional Efectiva

¿Te suena familiar la sensación de dar vueltas a las cosas una y otra vez en tu cabeza? Pues, **expresar** tus emociones de manera saludable podría cambiarlo todo. Vamos a hablar de por qué. Cuando compartes lo que sientes, puedes ponerle freno al sobrepensamiento y la **rumiación**. Es como liberar una carga. Tal vez no lo notes de inmediato, pero expresar tus emociones realmente puede hacer una gran diferencia: te sientes más liviano y menos atrapado en esos pensamientos que giran sin parar.

Hablemos de lo que pasa cuando escondes tus emociones. Mucha gente cree que no mostrar lo que siente es más fácil. Pero reprimir tampoco es un camino seguro. Guardar esos **sentimientos** puede causarte aún más ansiedad y rumiación. ¡Y allí es donde comienza el círculo vicioso! Permitir que tus emociones salgan a la luz, de manera sana, previene este ciclo. Imagina llevar una mochila llena. Cada emoción no expresada es un ladrillo más. Vaciar esa mochila, bueno, en realidad ayuda a tener una vida más libre y una mente más clara.

Ahora, para que lo tengas claro, hay una diferencia entre dos cosas: supresión y **procesamiento** emocional saludable. Una viene con alto costo, la otra es más una inversión para tu bienestar. Suprimir es como barrer el polvo bajo la alfombra. Todavía está allí, oculto, acumulándose hasta que no lo puedes ignorar más. Aquí estamos hablando de esos momentos cuando intentas no pensar en tus dolores y preocupaciones, pero terminan saliendo de formas más dañinas, como el estrés o hasta enfermedades.

Pero procesar tus emociones, eso es otra historia. Es darles espacio y voz. Decirte a ti mismo: "Me siento triste por esto" o "Esta situación me estresa". Es reconocer lo que está ocurriendo dentro de ti. El simple acto de mirar dentro puede sacarte de ese embotellamiento mental. Cuando careces de procesamiento adecuado, tu mente puede empezar a dar vueltas sin fin. Así que sí, distinguir entre guardarlo todo y enfrentarte a tus **sentimientos** puede ayudarte más de lo que crees.

Siguiente punto importante: el "enunciado en primera persona". Esta es una técnica excelente para **comunicar** tus emociones de manera clara y asertiva. ¿Alguna vez has notado cómo la gente puede ponerse a la defensiva si siente que la están acusando? Bueno, esta técnica te ayuda a evitar justamente eso. En lugar de decir: "¡Nunca me escuchas!", podrías intentar: "Yo siento que no soy escuchado algunas veces". Hace una gran diferencia. Empiezas a comunicar desde tu perspectiva, sin culpar a otros.

Al usar enunciados en primera persona, estás informando cómo te sientes sin poner una barrera delante. Abres un **diálogo** en lugar de levantar un muro. Eso previene malentendidos y mejora la comunicación. Cuando te expresas claramente y de manera organizada, reduces el riesgo de malentendidos y posibles conflictos. Una comunicación más eficaz puede darle menos trabajo a tu mente. Menos cosas que procesar, menos sobrepensamiento.

Ahora ves cómo estas estrategias pueden no solo ayudarte a manejar mejor tus emociones, sino también a liberar tu mente del torbellino de pensamientos. Mediante la expresión emocional saludable y técnicas como el enunciado en primera persona, puedes crear un espacio en el que te sientas más tranquilo y centrado. Podrás lidiar mejor con las situaciones y, al mismo tiempo, aliviar tu carga **mental**. ¡Así que sigue practicando estas tácticas! Vale la pena el esfuerzo, ¿no crees?

La Técnica de Acción Opuesta

¿Te ha pasado que estás **atrapado** con una emoción tan intensa que no te deja pensar en otra cosa? Es horrible. Ves que el cerebro no para y sigues dándole vueltas a lo mismo. A veces esta intensidad puede dar lugar a un ciclo sinfín de **sobrepensamiento**. Aquí es donde entra la acción opuesta. Esta técnica básicamente te pide que hagas lo contrario de lo que estás sintiendo. Sí, suena raro, pero funciona.

Si estás triste, te **recomienda** que actúes alegre, aunque no tengas ganas. O si estás ansioso, hacer algo tranquilizador. Este enfoque puede cortar ese ciclo vicioso de emociones y pensamientos negativos. Incluso podrías encontrar que al cambiar tus acciones, también empiezan a cambiar esos sentimientos abrumadores. ¿Te cuesta creerlo? Míralo así: tus acciones pueden **influir** en cómo te sientes, aunque no sea de inmediato. Pero es un buen comienzo.

Hablando de activación conductual, que es otra manera técnica de llamarle a esto. Básicamente, se trata de ponerte en **movimiento** para influir en tus emociones. Parece simple, y lo es. Los psicólogos dicen que cuando actúas de manera diferente a cómo te sientes, puedes cambiar tu estado emocional. Es un poco como "fingir hasta lograrlo," pero con más ciencia detrás. Empieza con algo pequeño como cambiar tu postura o salir a caminar cuando te sientas triste. La rutina cuenta. Estas pequeñas acciones pueden tener un efecto acumulativo, y antes de darte cuenta, puedes haber escapado de ese ciclo de sobrepensamiento.

Vamos a profundizar un poco en cómo aplicar la técnica de acción opuesta para diferentes estados **emocionales**.

Para la ansiedad, primero identifica que estás ansioso. Luego, actúa de manera calmada. Baja el ritmo, escucha música relajante o haz ejercicios de respiración. Mantén esa conducta aunque no te sientas inmediatamente mejor. Con el tiempo, tu cuerpo empieza a seguir la pauta.

Para la depresión, reconoce que te sientes triste. Haz cosas que te harán sentir bien, aunque no tengas ganas. Podrías ver una comedia o llamar a un amigo. Repite estas acciones varias veces, incluso si al principio parece que no ayudan mucho.

Para la ira, primero reconoce que estás enojado. Luego, reacciona de manera opuesta: habla en un tono calmado, toma un tiempo a solas o haz una actividad física. Refuerza esta conducta con el tiempo, haciéndola tu respuesta automática.

Es todo un proceso. Ninguno de estos **cambios** sucede de un día para otro, pero con la práctica, empiezas a notar la diferencia. Lo sé por experiencia personal, si alguna vez estás en desacuerdo con un amigo o familiar, esa pequeña pausa y reacción opuesta pueden salvarte de una gran pelea.

Así que la próxima vez que te encuentres atrapado en emociones intensas, ya sabes, prueba la acción opuesta. Dale tiempo y verás cómo se reduce el sobrepensamiento y comienzas a sentir un ligero **alivio**. Más paciencia, menos sobrepensamiento.

Ejercicio Práctico: Kit de Herramientas para la Regulación Emocional

Vamos a crear un kit para que **manejes** tus **emociones** de manera más efectiva. Primero, haz una lista de tus emociones intensas más frecuentes. Piensa en esos momentos en los que te sientes abrumado. Tal vez sientas ansiedad antes de una reunión importante o tristeza durante días lluviosos. Es clave identificar estas emociones para saber cómo abordarlas. Porque, ya sabes, es complicado enfrentar lo que ni siquiera identificas.

El segundo paso es identificar una técnica de conexión física para cada emoción de tu lista. Imagínate esto: Si tienes mucha ansiedad, prueba con la respiración profunda. Túmbate o siéntate en un lugar cómodo, cierra los ojos y respira hondo... Claro, puede ser difícil al principio, pero con práctica, realmente ayuda a calmarte. ¿Sientes **tristeza**? Haz una caminata al aire libre. De esta manera, ayudas a tu cuerpo a relajar esas tensiones internas. Todo esto puede sonar simplista, pero estos pequeños gestos pueden tener un gran impacto en tu bienestar.

Ahora, vamos a conectar lo físico con lo mental. Desarrolla una declaración de autocharla positiva para cada emoción. Si tu emoción es el **miedo**, una frase como "Soy fuerte y puedo superar esto" puede cambiarlo todo. Porque, seamos sinceros, muchas veces lo peor está solo en tu cabeza. Si la tristeza es tu compañera en esos días grises, repetirte "Puedo encontrar algo bueno cada día" irá haciendo la diferencia. Es como hablarte a ti mismo amablemente, y todos necesitamos más de eso.

Después viene expresar esas emociones de manera saludable. Elige un método seguro y positivo para sacar lo que llevas dentro. La tristeza, por ejemplo: escribir en un diario puede ser liberador. Llevar tus pensamientos al papel a veces hace que pesen menos en tu mente. ¿La **ira**? Prueba con el ejercicio físico; una sesión de gimnasio o salir a correr puede cambiar tu humor por completo. Es importante no guardar todo dentro.

Ahora toca lo que llamamos acción opuesta. Esto es, básicamente, hacer lo contrario a lo que sientes. ¿Te sientes retraído? Obligarte a salir y socializar puede mejorar tu día instantáneamente. Para el enfado, intenta actividades relajantes como leer un libro en una esquina tranquila. Porque a veces, dando un pequeño giro, puedes ver las cosas desde una perspectiva diferente y mejor.

Practicando todos estos pasos diariamente (sí, diariamente, quizás no suene divertido, pero es clave) observarás qué **estrategias** te sirven más. Por eso viene el proceso de registrar. No te lleves la mano a la frente aún. Es más simple de lo que suena. Lleva un pequeño diario donde anotes qué situaciones funcionaron y cuáles no. En ese registro diario, poco a poco, comenzarás a notar patrones y técnicas más efectivas. Ensayando diferentes métodos y analizando los resultados, conocerás qué funciona de verdad para ti.

Termina este ciclo semanalmente. Esto significa revisar y refinar tu kit según tus **experiencias**. Haz una pequeña evaluación mental de la semana: ¿qué funcionó? ¿qué no? Tal vez necesites ajustar alguna técnica o encontrar nuevas afirmaciones positivas. Porque la vida cambia constantemente y tus herramientas deben hacerlo también para mantener la eficacia. Mantente dinámico y flexible, adaptándote a ti y tus emociones.

Un círculo perfecto donde aprendes, ajustas y mejoras continuamente. No hay un resultado fijo, más bien, un avanzar en constante **movimiento**... minuto a minuto, día a día.

En conclusión

Este capítulo te ha proporcionado **herramientas** valiosas para gestionar y regular tus **emociones** de manera efectiva. Al aplicar las **estrategias** aprendidas, podrás mejorar tu bienestar emocional y reducir la **ansiedad** de forma significativa.

Has visto la importancia de la **inteligencia** emocional para una mejor regulación emocional, así como los cuatro componentes de esta y su relevancia para superar la ansiedad. También has aprendido sobre la técnica de la "rueda de emociones" para ampliar tu **vocabulario** emocional y tu conciencia sobre tus sentimientos.

Ahora sabes cómo identificar y etiquetar emociones reduce su impacto abrumador, y conoces los **beneficios** neurológicos de esta práctica para manejar mejor el estrés.

Te animo a que cierres esta lectura con la **motivación** de aplicar estos conocimientos en tu día a día. Al utilizar cada técnica y principio que has descubierto en este capítulo, abrirás la puerta a un mejor entendimiento de tus sentimientos y, a fin de cuentas, a una vida más tranquila y equilibrada. ¡Anímate a experimentar y verás los cambios positivos en ti mismo!

Capítulo 8: Gestión del tiempo para personas que piensan demasiado

¿Qué dice más sobre cómo manejas tu vida que el **tiempo** que gastas pensando en cosas que aún no has hecho? Si eres como yo, a veces la **mente** va a mil por hora y se te hace difícil enfocarte en lo que realmente importa. ¿Te suena familiar?

Pues bien, este capítulo está diseñado para ti. No necesitas cambiar tu manera de ser, solo aprender algunos **trucos** para convertir esa energía en algo útil. Perder menos tiempo pensando y más tiempo **haciendo**.

Imagina poder organizar tus **prioridades**, dividir tu tiempo de manera eficiente y hasta hacer un plan personal de **productividad**. Técnicas simples como la Pomodoro y estrategias como el Método Eisenhower te facilitarán muchísimo las cosas.

Quizás nunca hayas pensado en esto antes, pero haciendo pequeños **cambios** en cómo gestionas tu tiempo, notarás grandes diferencias en tu día a día. Así que, ¡vamos a por ello!

Con estos **consejos**, podrás aprovechar al máximo cada minuto sin sentirte abrumado. Ya verás cómo, poco a poco, lograrás equilibrar tus pensamientos con tus acciones, sacándole el mejor partido a tu forma única de ser.

Técnicas de Priorización

¿Alguna vez te has sentido **agobiado** por tener demasiadas cosas en la cabeza? Una **priorización** efectiva puede hacer maravillas para tu mente y tus niveles de energía. Te ayuda a reducir la fatiga de decisiones, que es cuando te cansas de tomar demasiadas elecciones. El exceso de pensamiento también disminuye cuando sabes qué es lo más importante en cada momento. Te **concentras** mejor y te estresas menos.

Imagina que tienes una lista enorme de **tareas**. Si todas parecen igual de urgentes e importantes, es fácil perderse. Empiezas a darle vueltas a todo, a pensar cuál debe ir primero, cuál puede esperar. Terminas abrumado, cansado. Si comienzas a priorizar, haces que tu mente esté más clara. Menos vueltas y vueltas, más acción.

Cuando tienes claro lo que verdaderamente importa, tu **estrés** se va disipando. Sabes que estás dedicándole tiempo a lo esencial y no solo a lo que parece urgente. Marcando tus prioridades, simplificas tu vida y tu mente. Aclaras el desorden mental, haciendo espacio para la paz y la calma.

¿Sabes que tener prioridades claras afecta tu bienestar? Reduce tu estrés porque no debes pensar en todo al mismo tiempo. Te enfocas en cumplir lo que debes hacer primero, sin tantas distracciones. Pero, ¿cómo decides qué hacer?

Aquí es donde entra la técnica de la "Matriz de **Eisenhower**". Es una herramienta útil para organizar tus tareas por importancia y urgencia. Al usarla, comienzas a ver lo que de verdad necesita tu atención inmediata y lo que puede esperar. Piénsala como una tabla con cuatro cuadrantes:

• Urgente e importante: Cosas que debes hacer de inmediato.

• Importante pero no urgente: Proyectos a los que puedes dedicar más tiempo, planificándolos mejor.

• Urgente pero no importante: Tareas que podrías delegar.

• Ni urgente ni importante: Cosas que, honestamente, podrías descartar.

Aplicar esta matriz puede ser un cambio increíble. Observas cuáles son realmente prioritarias y cuáles no necesitan estar en tu mente todo el día. Las divides, las gestionas, y de inmediato sientes menos estrés, menos agotamiento mental.

Entonces, ya sabes que la clave es **priorizar** con sentido. Considera la Matriz de Eisenhower la herramienta para guiar tus decisiones. Verás cambios, no solo en tu organización, sino dentro de tu propia cabeza.

Así, simplificando el proceso de tomar decisiones y aclarando qué es vital, te das cuenta de cómo estos principios reducen tu nivel de estrés. La claridad y el enfoque se vuelven tus aliados. Quizás, la próxima vez que sientas que el mundo te abruma, recuerda dirigirte a lo esencial, categorizando lo urgente y lo importante. Tu mente no podrá darte suficientes gracias.

La Técnica Pomodoro

Los **intervalos** de trabajo pueden ser una excelente manera para que mejores tu **enfoque** si eres de los que sobrepiensa. A veces, pasar largas horas seguidas en una tarea hará que tu mente se disperse. Imagina, estás intentando concentrarte, pero esos pensamientos empiezan a surgir y complican todo. Ahí es donde entra la Técnica Pomodoro. Este **método** te permite dividir tu tiempo en bloques más manejables y organizados. ¿Sabías que al poner un límite de tiempo para trabajar, tu mente se siente más clara y menos abrumada? Es cierto. Separando el tiempo de esta manera, te concentras en la tarea de inmediato, sin distracciones.

Con la Técnica Pomodoro, cada intervalo, llamado "**pomodoro**", es de 25 minutos de trabajo seguido de un descanso corto de 5 minutos. Esto quiere decir que tu tiempo de concentración se reduce a solo esos 25 minutos, y tu mente tiene un desafío claro pero corto frente a ella. Y ¿sabes qué? Después de unas horas de trabajar con pomodoros, puedes tomar un descanso más largo de 15 a 30 minutos, lo que te ayudará a refrescarte aún más.

Ahora bien, ¿para qué sirven esos descansos frecuentes? Hay muchos **beneficios** psicológicos. Tomar estos recesos regularmente ayuda a mantener la mente clara y enfocada. Cuando paras a descansar, tu cerebro tiene tiempo para procesar la información, ordenar tus pensamientos y rejuvenecerse. Esto es importante, particularmente si tiendes a sobrepensar. Los descansos actúan como pequeños reinicios, permitiendo que regreses a tus tareas con energía y decisión renovadas.

Además, los descansos regulares previenen el agotamiento físico y mental. Pasar horas en una silla puede ser agotador, como estar en un mar de pensamientos sin poder ver la orilla. Tomarte tiempo para descansar facilita que tu cuerpo se recupere y que tu mente se alivie de la tensión constante.

Ahora, ¿cómo puedes llevar a cabo la Técnica Pomodoro paso a paso para tener más **productividad** y menos ansiedad? Es bastante simple.

• Acostúmbrate a elegir una tarea específica.

• Pon un temporizador, puede ser cualquier cronómetro o una aplicación en tu móvil. Ajústalo para 25 minutos y trabaja en tu tarea hasta que suene. Durante esos 25 minutos, no permitas interrupciones. Céntrate únicamente en esa actividad.

• Una vez que el temporizador suena, toma un descanso de 5 minutos. Levántate, da un paseo, estírate, o simplemente relájate.

• Después de cuatro ciclos pomodoro, o sea cerca de dos horas, toma un descanso más largo de 15 a 30 minutos.

En resumen, rompiendo el trabajo en segmentos pequeños logras dominar tus pensamientos, manejar mejor tu **estrés** y trabajar de una forma más efectiva. Cuando divides tu tiempo así, también logras materializar tus esfuerzos en resultados tangibles. La Técnica Pomodoro se convierte en una herramienta poderosa para dejar de sobrepensar y finalmente **avanzar**.

Estrategias de Bloqueo de Tiempo

¿Alguna vez has sentido que el día simplemente no **alcanza**? El bloqueo de tiempo puede ayudarte a tener una sensación de **control** y reducir el estrés que viene con tomar decisiones a cada rato. Cuando planificas bloques de tiempo específicos para diferentes tareas, eliminas la incertidumbre de qué hacer y en qué momento. Y no solo eso, también le estás diciendo a tu cerebro que no necesita preocuparse por no tener suficiente tiempo. Tener un horario claro es como tener un **mapa** que guía tu día, lo que honestamente hace que las cosas sean mucho más fáciles de manejar.

Veamos cómo puedes usar esta **técnica**. Imagina que empiezas tu día decidiendo cuánto tiempo dedicarás a trabajar en un proyecto específico. Durante ese bloque de tiempo, quitas todas las distracciones y te concentras solo en esa tarea. Así, cuando terminas, puedes pasar a lo siguiente con menos estrés porque sabes que asignaste el tiempo adecuado para cada actividad. ¿A que suena sencillo? Está comprobado que tener un plan de acción reduce las dudas y, por lo tanto, el estrés.

Ahora pasemos a un concepto relacionado que ayuda mucho: el "**trabajo profundo**". Se trata de enfocarte intensamente en una sola tarea, sin interrupciones. Aquí es donde el bloqueo de tiempo brilla, porque te crea esos intervalos en tu día para concentrarte al máximo.

Cuando haces trabajo profundo, reduces las oportunidades de darle vueltas a las cosas. Estás tan metido en lo que estás haciendo que tu mente no tiene espacio para preocuparse por otras cosas. Da gusto ver cómo tachar algo de tu lista puede eliminar un montón de estrés. Sin duda, te aconsejo organizar tus bloques de tiempo para permitir momentos de ese trabajo profundo.

Veamos cómo puedes aplicar esto en tu día a día con la técnica de "bloqueo de tiempo". Primero, toma una hoja o utiliza una app de **calendario**. Luego, marca bloques de tiempo dedicados a cada actividad, ya sea trabajo, descanso, ejercicio o tiempo para ti. Por ejemplo:

• 8:00 AM – 10:00 AM: Trabajar en el proyecto X

• 10:00 AM – 10:30 AM: Pausa y refrigerio

• 10:30 AM – 12:00 PM: Responder correos y tareas administrativas

La idea es ser específico con respecto a lo que harás y cuándo. No tiene que ser perfecto, porque somos humanos y cosas imprevistas ocurren, pero tener un esquema te da una guía clara. ¿Sabes lo bueno de esto? Terminas tu día sabiendo que usaste tu tiempo de manera efectiva y te quedará la sensación de haber logrado algo, lo que calma cualquier pensamiento ansioso o negativo.

Esta técnica no solo organiza tus tareas sino que también crea pequeñas **recompensas**. Sabes que después de un bloque de tiempo intenso, te toca una pausa para relajarte. Con esto, estás combatiendo el sobrepensar, sencillo, pero eficaz, porque mantener la mente ocupada es una excelente forma de evitar que los pensamientos negativos tomen el control.

Finalmente, integra todo esto poco a poco. Empieza con bloques pequeños y ve ajustando según lo necesites. La clave es encontrar un ritmo que funcione para ti; con el tiempo sentirás cómo el estrés desaparece considerablemente. No hay nada como la satisfacción de haber tenido un día **productivo** y menos agobiante. Al aplicar estas técnicas, realmente estás proporcionando a tu vida más orden y calma.

El Método de Eisenhower

Vamos a platicar sobre el Método de Eisenhower y cómo puede ayudarte a **reducir** tu exceso de pensamiento al distinguir entre tareas urgentes e importantes. ¿Alguna vez te has sentido abrumado con todas las cosas que tienes que hacer y terminas sin saber por dónde empezar? A veces es fácil enredarse en **preocupaciones** sin fin, ¿verdad? Pero, aprender a diferenciar entre urgencias e importancias puede cambiar todo el panorama.

Urgente es aquello que demanda atención inmediata. Imagínate que recibes un mensaje de un amigo pidiéndote ayuda porque su coche se ha descompuesto en medio de la nada. Eso es urgente. Importante, por otro lado, es lo que contribuye a tus **objetivos** a largo plazo. Por ejemplo, seguir estudiando para obtener tu título o mantener una rutina de ejercicio. No siempre algo urgente es importante, y viceversa. Saber priorizar entre estas categorías te ayuda a enfocar tus energías en lo que realmente importa sin agobiarte.

Ahora pongamos esto en marcha con los cuatro **cuadrantes** del Método de Eisenhower. Imagina un cuadrado grande dividido en cuatro cuadros más pequeños. Cada cuadrante representa una categoría distinta. Te diré cómo hacerlo fácilmente:

• Cuadrante I: Urgente e Importante. Estas son las tareas críticas y que no pueden esperar. Piensa en emergencias o fechas límites importantes. Resolver conflictos, prepararte para una presentación mañana. Todo eso va aquí.

• Cuadrante II: No Urgente pero Importante. Aquí está lo bueno... Planificación, ejercicio físico, leer un buen libro sobre desarrollo personal. No necesitan hacerse ahora mismo, pero definitivamente impulsan tus metas a largo plazo.

• Cuadrante III: Urgente pero No Importante. Son distracciones disfrazadas de urgencias. Atender llamadas de venta, revisar notificaciones constantes. Cosas demandantes pero que carecen de peso verdadero para tus objetivos.

• Cuadrante IV: No Urgente y No Importante. El lugar de procrastinar. Revisar redes sociales por diversión, ver televisión sin fin. Cosas que simplemente te distraen de ser productivo.

Transitar fluidamente entre estas categorías es clave para lograr una gestión del **tiempo** más efectiva. ¿Te parece que vamos a aplicar este método para ver cómo priorizar las tareas de una manera ordenada? Aquí te dejo unos pasos fáciles para evitar abrumarte.

Comienza haciendo una lista de todas tus **tareas**. Sí, todas, desde las grandes hasta las pequeñas. Después, asigna cada tarea a uno de los cuatro cuadrantes del Método de Eisenhower que acabamos de ver. Ahí debes resistirte a colocar demasiadas cosas en el Cuadrante I o II. Luego empieza por el Cuadrante I porque esas son las tareas que no puedes posponer. A medida que vayas completándolas, sentirás el peso quitándose de tus hombros.

Después pasa al Cuadrante II. Ya con las urgencias resueltas, dedicarte a estas tareas te dará satisfacción porque estás trabajando en metas a largo plazo. Saca tiempo para planificar la semana, formarte, o incluso descansar.

La capacidad de moverte entre los cuadrantes III y IV implica establecer límites con las cosas que, aunque parece que necesitan tu atención, pueden esperar o delegarse. Estos cuadrantes suelen estar llenos de **distracciones**. Aprende a decir "No" y mantén el enfoque. La combinación de entender las categorías y seguir este proceso te hace ser mucho más eficiente.

¡Listo! Así es cómo el Método de Eisenhower no solo te ayudará a gestionar tu tiempo sino también a calmar tu mente y reducir el excesivo repaso mental de todas tus tareas pendientes. ¿Ves cómo puede ser una herramienta poderosa para **equilibrar** tus objetivos inmediatos y tus sueños a largo plazo? Pruébalo hoy mismo y siente la diferencia.

Ejercicio Práctico: Plan de Productividad Personal

Empiezas por hacer una lista de todas tus **tareas** y responsabilidades para la próxima semana. Ponte a pensar en todo lo que necesitas hacer. A veces parece que no hay fin, ¿verdad? Pues tómate un momento y escríbelo todo. Desde esas reuniones de trabajo hasta la hora de sacar al perro, todo cuenta. Tener una lista clara te liberará bastante la mente; ya no tendrás que preocuparte por olvidarte de nada.

Vale, ahora que tienes la lista, pasas a clasificar cada tarea usando la Matriz Eisenhower. Esta matriz es simple pero súper útil. Divide tus tareas en cuatro cuadrantes: Urgentes e Importantes, Importantes pero no Urgentes, Urgentes pero no Importantes y Ni Urgentes ni Importantes. Esto te ayudará a saber qué hacer primero y qué puede esperar. Piensa en tu lista y empieza a colocar cada tarea en su lugar. ¡Listo! Más claro que el agua, ¿no?

Perfecto, has organizado tus tareas. Ahora toca crear un **horario** bloqueado para la semana, asignando tiempos específicos para cada categoría de tarea. Bloquear tiempo quiere decir que reservas períodos concretos para hacer ciertas actividades. Por ejemplo, lunes a las 10 am es tiempo exclusivo para las tareas Urgentes e Importantes. Da igual el resto, eso es lo que harás primero. Así, aseguras que no pasas todo el día enfrascado en lo mismo sin avanzar.

Terminado el horario, sigues con la implementación de la Técnica Pomodoro para sesiones de **trabajo** enfocadas. Aquí va la cosa: curras durante 25 minutos seguidos y después te tomas un descanso de 5 minutos. Repites el ciclo 4 veces y, tras la cuarta repetición, te pegas un descanso más largo, como de 15 a 30 minutos. Puede parecer simple, pero de verdad ayuda a mantener la atención y evitar distracciones. Pruébalo.

Al final de cada día, revisa tu **progreso** y ajusta tu plan según sea necesario. Puede que algunas cosas no salgan como esperabas. La vida es así, imprevista. Pero está bien; tómate unos 10 minutos al final del día para ver cómo te fue. ¿Cumpliste con todo? ¿Algo quedó pendiente? Usa esa información para ajustar el horario siguiente y asegúrate que nada importante quede suelto.

Ahora toca reflexionar sobre cuáles **estrategias** fueron más efectivas para reducir el exceso de pensamiento. Durante la semana, ve mirando qué técnicas funcionaron mejor para ti. Por ejemplo, ¿te ayudó mucho la Matriz Eisenhower? ¿O prefieres la Técnica Pomodoro? Todos somos diferentes, y no hay una fórmula mágica.

Para terminar, refina tu plan de **productividad** personal basado en tu experiencia semanal. Usa tus reflexiones para mejorar tu próxima semana. Tal vez necesites ajustar tus bloques de tiempo o probar nuevas técnicas de enfoque. La idea es construir un sistema que funcione para ti y que te haga sentir más tranquilo y menos estresado. ¡Eso es lo que buscamos!

Así que ahí lo tienes, una guía para que los **sobrepensadores** como tú y yo podamos gestionar nuestro **tiempo** mejor. La clave aquí es experimentar y ajustar según lo que ayude a calmar esa mente siempre activa. Mucho éxito aplicando estos pasos; seguro notarás la diferencia.

En conclusión

En este capítulo, has explorado varias **técnicas** de gestión del tiempo que pueden ayudarte a calmar tu mente y mejorar tu **productividad**. Aprender a gestionar el tiempo de manera efectiva no solo reduce el **estrés**, sino que también aumenta tu capacidad para enfocarte en lo que realmente importa. Aquí te dejo los puntos clave:

• La importancia de establecer **prioridades**: Tener claro lo que es importante y urgente ayuda a liberar tu mente del incumplimiento de decisiones.

• Uso de la Matriz de Eisenhower: Dividir tus tareas según su importancia y urgencia te da claridad sobre qué hacer primero.

• La Técnica Pomodoro: **Trabajar** en intervalos cortos con descansos regulares mejora la concentración y reduce la fatiga mental.

• Bloques de tiempo: Asignar periodos específicos para cada tarea en tu día crea una estructura que ayuda a reducir el estrés de tener que decidir constantemente.

• "Trabajo profundo" vs tareas superficiales: Distinguir entre **trabajo** que requiere mucha concentración y tareas menos importantes te ayuda a gestionar mejor tu tiempo y **energía**.

Recuerda, poner en práctica estos **conocimientos** tiene el poder de transformar tu manera de lidiar con las tareas diarias y reducir el hábito del sobrepensar. Al aplicarlos, verás cómo tu **mente** se siente más despejada y enfocada. ¡Manos a la obra!

Capítulo 9: Técnicas de reducción del estrés

¿Alguna vez te has sentido tan **estresado** que quisieras salir corriendo? A mí también me ha pasado. En este capítulo, descubrirás maneras simples pero **efectivas** para manejar ese estrés diario. Porque sé que a veces puede ser demasiado, como si el mundo te estuviera aplastando.

Aquí encontrarás **métodos** como la relajación muscular progresiva y ejercicios de respiración diafragmática. No son trucos complicados, sino **técnicas** prácticas que puedes usar cada día para sentirte mejor.

También te contaré sobre el **entrenamiento** autógeno y los 4 A's para manejar el estrés. Lo bueno es que son **herramientas** fáciles de seguir. Entonces, si buscas alivio y un poco más de paz mental, quédate por aquí. Créeme, después de leer este capítulo, te sentirás más **capacitado** para enfrentar cualquier situación que la vida te lance.

Así que prepárate para aprender y **transformar** tu manera de lidiar con el estrés. ¡Vamos allá!

Relajación Muscular Progresiva

¿Sabías que, cuando logras **relajar** tu cuerpo, tu mente también se calma? Es una relación súper interesante. Muchas veces piensas que todo está en tu cabeza, pero déjame decirte, el cuerpo y la mente están mucho más conectados de lo que crees.

A veces, el **estrés** se acumula no solo en tu mente, sino que también se muestra en tu cuerpo. Los hombros tensos, la mandíbula apretada, todos esos son signos claros de que el estrés está haciendo de las suyas. La belleza de la Relajación Muscular Progresiva es que puedes usar tu cuerpo para decirle a tu mente "relájate".

Ahora, ¿cómo funciona exactamente la Relajación Muscular Progresiva? Imagina que tu tensión muscular actúa como una señal de alarma para tu cerebro. Mientras más tensos estén tus **músculos**, más estrés siente tu mente. En otras palabras, la tensión muscular y el estrés mental van de la mano. Entonces, si aprendes a relajar tus músculos, tu mente recibirá el mensaje de relajarse también.

Una transición natural de esto es sentirte más **feliz**. Cuando aprendes a soltar esa tensión acumulada en tus músculos, tu mente empieza a sentir esa calma que tanto buscas. Es aquí donde la Relajación Muscular Progresiva puede ser tu mejor aliada.

Vamos a explicarte cómo hacer la Relajación Muscular Progresiva paso a paso. Es pan comido, ya verás. Primero, encuentra un lugar cómodo donde puedas sentarte o acostarte sin interrupciones. Cierra los ojos y comienza a **respirar** profundamente por unos minutos. Esto prepara tu cuerpo y mente para la relajación.

Una vez tranquilo, enfócate en un grupo muscular específico, por ejemplo, tus pies. Intenta tensar esos músculos lo más que puedas durante unos 5 a 10 segundos. Siente esa tensión. Luego, suéltalos de golpe y deja que se relajen completamente mientras respiras profundo otra vez. Se siente de maravilla, ¿verdad?

Poco a poco, mueve tu atención a diferentes grupos musculares: tus pantorrillas, muslos, abdomen, espalda, hombros, brazos y finalmente, tu cara y cuello. Repite el mismo proceso de tensar y soltar. Notarás cómo tu cuerpo, y gradualmente tu mente, empieza a relajarse por completo.

La clave está en ser consciente de cómo afecta tu estado **emocional**. Al final de la sesión, te sentirás más tranquilo, mental y físicamente. Un montón de beneficios personales te esperan cuando combinas estos pasos con el alivio específico de cada parte del cuerpo, como una brisa fresca en un día caluroso.

Sentirte físicamente relajado te lleva a un estado mental positivo. Siempre recordarás cómo tu cuerpo puede influir en tu mente. Cuando practicas estos pasos a diario, mitigas el estrés que se aloja a nivel mental y físico. Al fin y al cabo, liberar esa tensión muscular regularmente impacta directamente en tu calma y **bienestar** mental.

Es impresionante cómo una técnica tan simple puede tener un efecto tan profundo en nuestro bienestar. Yo, personalmente, no puedo imaginar mis días sin dedicar un momento a relajar mi cuerpo. Poco a poco, estas estrategias integran **tranquilidad** en tu día a día. Así, la Relajación Muscular Progresiva se convierte en un regalo duradero de alivio mental y eficacia física.

Ejercicios de Respiración Diafragmática

Vamos a hablar sobre cómo puedes usar la **respiración** controlada para reducir rápidamente la **ansiedad** y aclarar la mente. A veces te sientes abrumado, ¿verdad? Uno de los trucos más sencillos y eficaces es la respiración diafragmática. Quizás no lo sepas, pero la respiración profunda puede calmar tu sistema nervioso y ayudarte a serenarte en momentos de **estrés**.

Cuando respiras profundamente, activas tu **diafragma**. Este movimiento permite que más aire entre a tus pulmones, lo cual envía señales de relajación a tu cerebro. Al hacer esto, puedes reducir tu frecuencia cardíaca y disminuir tu presión arterial. En resumen, puedes calmar tu cuerpo con unos cuantos minutos de buena respiración.

Además, cuando respiras con el diafragma, permites que el oxígeno llegue mejor a tu cerebro. Esto ayuda a mejorar tu concentración y aclara tu mente. ¿Recuerdas esa sensación de angustia? Bueno, enfócate en tus respiraciones y verás un cambio. La ansiedad disminuye y el enfoque mejora. Así, puedes enfrentar situaciones difíciles con mayor claridad mental... ¡antes de que te des cuenta!

Imagínate estar preparado para una presentación importante o en medio de una crisis personal. Solo necesitas unos cuantos minutos para reorganizar tus pensamientos y ganar control. Hazlo antes de una gran decisión y verás cómo todo se pone un poco más en su lugar.

Pero, ¿qué pasa realmente en tu cuerpo cuando respiras profundamente? Bueno, cuando inhalas profundamente, el aire llena completamente tus pulmones y hace que tu diafragma se mueva hacia abajo. Este movimiento desencadena la respuesta de relajación del cuerpo. Tu sistema nervioso cambia de modo "lucha o huida" a modo relajado.

Este proceso deja de liberar tantas **hormonas** del estrés. Esas que te hacen sentir ansioso o tenso. En cambio, tu cuerpo empieza a producir más hormonas de bienestar. Es como pasar de una tormenta a cielos despejados en cuestión de minutos.

Por otro lado, la respiración profunda también ayuda a disminuir el **cortisol**. Esto es genial porque ese cortisol extra puede afectar tu memoria, digestión e, incluso, tu sistema inmune. Es asombroso pensar que algo tan simple como la respiración puede tener un impacto tan grande, ¿verdad?

Vale, ahora hablemos de una técnica específica que te ayudará a aliviar el estrés rápidamente: la respiración "4-7-8". Este método es simple y efectivo. Aquí te explico cómo hacerlo:

• Inhala contando hasta 4.

• Mantén la respiración por 7 segundos.

• Exhala completamente contando hasta 8.

Fácil, ¿no? Puedes hacerlo en cualquier lugar y no necesitas equipo especial para ello. Esta **técnica** no solo te ayudará con la ansiedad, sino que también mejorará tu sueño si la practicas antes de dormir. Cuando exhalas más lento de lo que inhalas, le dices a tu cerebro que todo está bien, que es momento de relajarse.

Prueba esta técnica cuando te sientas abrumado. Úsala cuando te afecta algo inesperado y necesitas una pausa mental. No te llevará mucho tiempo pero verás grandes resultados. Hazlo en tu oficina, en casa, o, incluso, en medio de una reunión. Solo cierra tus ojos y sigue los pasos: 4, 7 y 8... sentirás la diferencia.

En resumen, la respiración diafragmática es una de las formas más efectivas y accesibles de calmar el **estrés**. ¿Te sientes atrapado en un espiral de pensamiento negativo? Toma un respiro profundo y prueba la técnica "4-7-8". No solo ayudará a tu mente, sino también a tu cuerpo. ¡Inténtalo y verás cómo tu perspectiva cambia!

Entrenamiento Autógeno

¿Has oído hablar del **entrenamiento** autógeno? Te prometo que este método puede inducir un estado de **relajación** profunda y claridad mental que te hará sentir increíble. Es como tener tu propio botón de "pausa" en este caos diario. Pero ¿cómo logra esto algo tan simple como la autosugestión?

Vamos a ver. El entrenamiento autógeno se basa en la **autosugestión**, que es básicamente decirte a ti mismo cosas que te inducen a relajarte. La idea es que puedes entrenar a tu cuerpo y mente para que respondan a estos comandos de relajación. Piensa en ello como un lenguaje secreto entre tú y tu **bienestar**. Al repetir frases específicas, tu mente se enfoca y tus pensamientos negativos se disipan, ¿no suena maravilloso? Este proceso suaviza esos pensamientos que siempre están rondando y que no te dejan en paz. Y, lo mejor de todo, cualquiera puede hacerlo.

Imagina estar en una situación de mucho **estrés**. Puede ser una presentación importante o simplemente esos pequeños problemas que se acumulan durante el día. Si en ese momento cierras los ojos y te dices a ti mismo, "Mis brazos están pesados, me siento tranquilo", notarás cómo poco a poco empiezas a sentirte más ligero. Primero tus brazos, luego tus piernas, y así, tu cuerpo entero. Es increíble.

Se siente como si estuvieras flotando o como cuando al final del día, por fin te acuestas en una cama suave y calientita. Esa misma sensación de paz es lo que consigue la autosugestión. Otra clave es hacerlo constante para que tu mente lo acepte naturalmente cuando más lo necesitas.

Ahora, pasemos a algo práctico. ¡Hora de enseñar cómo se hace! El guion básico del entrenamiento autógeno es sencillo y se puede hacer en cualquier lugar. Solo necesitas:

• Estar cómodo. Ponte en una posición cómoda, ya sea sentado o acostado.

• Cerrar los ojos. Esto es fundamental para bloquear las distracciones.

• Respirar profundo. Inhala profundamente unas cuantas veces.

Lo siguiente es entender cómo usar las **afirmaciones** correctas. Repites las frases lentamente. Algo como, "Estoy completamente tranquilo" o "Mi respiración es lenta y regular". La repetición constante es clave para reprogramar tu mente y tu cuerpo para relajarse.

Pasamos a enfocarnos en distintas partes del cuerpo. Comienzas con tus brazos, diciéndote "Mis brazos están pesados y calientes", repítelo una y otra vez. Luego haz lo mismo con tus piernas, el abdomen, y así sucesivamente. Es un escaneo total de relajación. Es como ir apagando interruptores uno por uno hasta que todos quedan apagados, dejándote descansar en esa oscuridad sin estrés.

Por último, integremos esta práctica en el día a día. Unos minutos diarios hacen una gran diferencia. Lo genial es que, con tiempo y práctica, estas sensaciones de calma profunda llegan rápidamente en la **rutina** diaria. Vale la pena probar el entrenamiento autógeno, ayuda muchísimo a contrarrestar esa tendencia casi automática de sobrepensar todo.

Hablar de autosugestión y afirmaciones nos recuerda que el **bienestar** emocional y mental está en nuestras manos. Está claro que el entrenamiento autógeno no solo ofrece un camino para un estado de tranquilidad, sino que también, dominando esta técnica, eso del exceso de pensar puede parecer un mal recuerdo del pasado.

Las 4 A's del Manejo del Estrés

¿Te ha pasado que a veces todo parece caerse encima y no sabes por dónde empezar a lidiar con el **estrés**? Tranquilo, hay una forma estructurada de manejarlo y se llama el marco de las 4 A's. Este método te ayuda a enfocarte en maneras prácticas de enfrentar los factores que te estresan. Vamos a verlo con más detalle.

Primero, comenzamos con "**Evitar**". Muchas veces no quieres aceptar que evitar algo puede ser realmente útil. Pero imagínate esto: estás metido en demasiados proyectos porque no sabes decir "no". Esto solo aumenta la cantidad de estrés en tu vida. Al intentar evitar ciertas situaciones que sabes que te generan estrés, puedes prevenirlo. Tal vez aprender a decir "no" y priorizar puede ayudarte a reducir tu carga diaria. Si algunos factores estresantes como ciertas reuniones o eventos se pueden evitar sin mayores consecuencias, te habrás ahorrado varios dolores de cabeza.

Pasando de "Evitar", vamos a "**Alterar**". Cuando algo no se puede evitar del todo, vale la pena intentar cambiarlo. Esto significa encontrar maneras de ajustar o modificar la situación para hacerla menos estresante. Por ejemplo, si el tráfico es una fuente constante de agobio para ti, podrías cambiar tu horario de salida para evitar horas pico. Otra opción podría ser charlar con un compañero de trabajo para repartir ciertas responsabilidades que te están agobiando. Aquí, la clave es la comunicación y adaptación, tratar de hacer pequeños cambios que tengan un gran impacto.

Moviéndonos suavemente hacia "**Adaptar**". Tal como suena, esto es sobre cómo puedes adaptarte tú mismo a la situación, porque a veces, lo externo no cambia, pero sí puedes cambiar cómo lo enfrentas. Este paso se trata de ajustar tus expectativas y tu forma de reaccionar. A lo mejor la carga de trabajo no pueda cambiar, pero en vez de verla como una montaña infranqueable, podrías dividirla en tareas pequeñas y manejables. Usar técnicas de relajación o ejercicios de respiración pueden ser otra manera de adaptar tu respuesta al estrés. Este es un proceso interno y puede ser muy empoderador darte cuenta de que tú también puedes ser la solución al problema.

Por último, pero no menos importante, tenemos "**Aceptar**". Algunos factores de estrés simplemente no van a desaparecer, no importa cuánto intentes evitarlos o alterarlos. Aquí es donde entra aceptar la situación. Al aceptar las cosas que no puedes cambiar, reduces su poder sobre ti. Es como dejar de luchar contra una marea imparable y decidir nadar con ella, ahorras energía y posiblemente encuentras algún aspecto de la situación menos estresante de lo que pensabas. Aceptar no significa rendirse, sino encontrar maneras de convivir con estos factores sin que te consuman por completo. Esta aceptación a menudo va acompañada por la gratitud y la búsqueda de lo positivo en lo que parece negativo.

Así que, al utilizar este puente entre evitar, alterar, adaptar y aceptar, te armas con un **marco** que te asegura un enfoque integral y práctico al manejo del estrés. Y quizás, lo más importante, este **método** te da la posibilidad de tomar el control sobre situaciones que, de otro modo, podrían haberte acorralado. ¿Listo para intentarlo?

Ejercicio Práctico: Rutina Diaria para Aliviar el Estrés

Empecemos con algo sencillo pero **crucial**: la respiración diafragmática. Es clave para calmarte en pocos minutos. Solo toma cinco minutos, así que ¡vamos allá! Siéntate cómodamente y cierra los ojos. Coloca una mano en tu pecho y otra en tu abdomen. **Inhala** profundamente por la nariz, llenando la barriga de aire como si fueras un globo. Exhala lentamente por la boca. Repite esto durante 5 minutos. La respiración profunda libera tensiones y prepara la mente y el cuerpo para lo que viene a continuación.

¡Genial! Ya te sientes más relajado, ¿verdad? Pero no nos detenemos aquí. Vamos a hacer un escaneo rápido del cuerpo. Simplemente cierra los ojos, relaja tus hombros y empieza a notar cada parte de tu cuerpo, desde la punta de los dedos de los pies hasta la cabeza. ¿Sientes **tensión** o incomodidad en algún lugar? Puede ser en el cuello, los hombros, quizás en la espalda. Identificar estas áreas te ayuda a conocer mejor tu cuerpo y a trabajar en liberarlo del estrés.

Hablando de liberar el estrés, llega la Relajación Muscular Progresiva. Esto tomará unos 10 minutos y es maravilloso para soltar tensiones. Empieza con tus pies. Tensiónalos por unos cinco segundos y luego suéltalos. Sube lentamente a tus pantorrillas, muslos, glúteos, y así hasta llegar a tu cabeza. Con cada área, tensa y suelta, sintiendo cómo te invaden la **calma** y la relajación.

Cuando ya estés bien relajado, es un buen momento para practicar autocharlas positivas. Seguro que a veces te viene a la mente esa vocecita interna que tiende a ser negativa, ¿no? Pues vamos a cambiarle el chip. Piensa en frases como "Estoy tranquilo", "Me siento bien", "Puedo con esto". Usar autocharlas positivas fortalece tu **mente** y crea un estado mental más sereno.

Ahora es el momento de enfrentar uno de esos factores de estrés que identificaste. Usa el marco de las 4 A's: evitar, alterar, aceptar, o adaptarte. Elige uno que tengas en mente—por ejemplo, una relación estresante. ¿Puedes evitar situaciones que provoquen estrés? ¿O cambiar algo en tu enfoque? ¿Podrías aceptar la situación tal cual es? ¿Cómo podrías adaptarte mejor? Este paso es todo sobre controlar lo que puedas y soltar lo que no puedas cambiar.

Para cerrar esta rutina, reflexiona un poco sobre las cosas por las que estás **agradecido**. Dedica unos dos minutos a pensar en las pequeñas o grandes cosas que te hacen feliz. Podría ser el sol brillando, un buen libro, una llamada de un amigo. La gratitud te da perspectiva y te ayuda a mantenerte positivo.

Finalmente, toma unos momentos para registrar tus niveles de **estrés** antes y después de esta rutina. Puedes anotar en un cuaderno o simplemente hacer una nota mental. Esto te permitirá ver tu **progreso** y ajustar lo que necesites en futuras ocasiones. Al hacer esto todos los días, notarás cómo te vuelves más consciente de ti mismo y de tu entorno, y cómo poco a poco el estrés se va **disipando**.

En conclusión

Este capítulo te ha presentado varias **técnicas** para reducir el **estrés** que son efectivas y fáciles de practicar. Recuerda que manejar el estrés puede mejorar significativamente tu calidad de vida y **bienestar** mental. Aquí tienes algunos conceptos importantes que has aprendido:

La **relajación** progresiva de los músculos ayuda a calmar la mente y reducir la tensión. Existe una conexión fuerte entre la tensión muscular y el estrés mental. Las técnicas de **respiración** diafragmática pueden aliviar rápida y eficazmente la ansiedad. El entrenamiento autogénico induce un estado profundo de relajación y claridad mental. El enfoque de las 4 A (Evitar, Alterar, Adaptar y Aceptar) te ofrece un modo estructurado de enfrentar situaciones estresantes.

Estas herramientas y **métodos** son como ladrillos que construyen una fortaleza contra el estrés. Aplicar estos **consejos** podrá hacer que tu vida sea más tranquila y controlada. ¡Practica cada **técnica** regularmente, y lograrás una mente más serena y un cuerpo más relajado!

Capítulo 10: Desarrollando la Fortaleza Mental

¿Alguna vez te has sentido **atrapado** en una situación difícil, sin idea de cómo salir? A mí también me ha pasado. Pero lo bueno es que no tiene que ser así para siempre. Imagínate tener la **habilidad** de enfrentar cualquier **desafío** con confianza y claridad. En este capítulo, quiero mostrarte cómo convertirte en esa persona.

Te guiaré a través de maneras **prácticas** para desarrollar la **fortaleza** mental, mejorar tus habilidades para resolver problemas y tomar mejores decisiones. Te contaré cómo empecé a sentirme más **confiado** en mí mismo—y cómo tú también puedes lograrlo. Pero tranquilo, no nos quedaremos solo en la teoría... también te daré un plan de **entrenamiento** concreto para que empieces cuanto antes.

¿Estás listo para transformar tu mente y levantarte con fuerza ante cualquier reto? Te prometo que este capítulo podrá cambiar la manera en la que te enfrentas al mundo.

Desarrollando la Fortaleza Mental

La **fortaleza** mental puede ser tu mejor aliada para resistir el sobrepensamiento y los patrones de pensamiento negativos. Imagínate atrapado en un bucle infinito de ideas que no te dejan en paz. Piensas y piensas, pero no llegas a ninguna parte. Una mente fuerte te puede ayudar a romper ese círculo vicioso. Cuando tienes una **mentalidad** robusta, es más fácil ver las cosas con claridad y no dejarte arrastrar por pensamientos nocivos.

Piensa en la fortaleza mental como un escudo. Un buen escudo que te **protege** de esas distracciones y cosas que te siguen dando vueltas en la cabeza. En lugar de caer en el sobrepensamiento, puedes mantenerte firme y enfocado. Puedes aprender a detener esos pensamientos justo cuando empiezan y decidir en qué realmente quieres concentrarte. Y eso, créeme, hace toda la diferencia en tu día a día.

Pero, ¿cómo construir ese "escudo" mental? Aquí es donde entran los componentes centrales de la fortaleza mental. En esencia, se compone de varios elementos como la **confianza** en uno mismo, el autocontrol y la capacidad de adaptarse a los cambios. No se trata solo de ser fuerte; se trata de conocerte a ti mismo, saber hasta dónde puedes llegar y tener el control para regular tus emociones.

La confianza es básicamente creer en ti mismo. Cuando crees en ti, no te dejas llevar tan fácilmente por pensamientos inseguros o temores. El **autocontrol** implica mantener tus emociones en equilibrio. Esto no significa que no sentirás cosas malas, pero sí sabrás cómo manejarlas sin dejar que te dominen. La capacidad de adaptarte es clave para enfrentar cambios sin desmoronarte. Esta combinación te hace más **resistente** en momentos de estrés y ansiedad, ayudándote a enfrentar y alejar el sobrepensamiento.

Si tienes una base sólida con estos componentes, te será más fácil manejar los desafíos que surgen. Pero ojo, esto no es algo que logres de la noche a la mañana. Requiere práctica y más práctica. Pero una vez que lo dominas, todo cambia para bien.

Ahora, vamos a una técnica muy eficaz para construir esa fortaleza y resiliencia mental: el "cociente de adversidad". Este término se usa para medir tu capacidad para enfrentar la vida cuando se pone dura. Básicamente, define cómo respondes a las adversidades y los obstáculos. Tener un buen cociente de adversidad significa que eres alguien que no se rinde fácil, alguien que puede lidiar con cosas difíciles y seguir adelante.

Entonces, ¿cómo usas el cociente de adversidad para entrenar tu mente? Puedes empezar por identificar las situaciones que te causan más estrés o te hacen pensar de más. Cuando te enfrentas a estas situaciones, observa cómo reaccionas. Si te das cuenta de que tiendes a entrar en un ciclo de sobrepensamiento, trabaja en cambiar esa respuesta. La clave es ser **consciente**. Cada vez que logres manejar una situación sin entrar en pánico o sobrepensar, estás fortaleciendo tu cociente de adversidad.

Además, es útil desarrollar estrategias específicas. Como ejercicios de respiración para calmarte en momentos de estrés, o practicar la gratitud para enfocarte en lo positivo. Estas pequeñas acciones contribuyen a que poco a poco tu fortaleza mental crezca y, al final, te harán mucho más resistente ante las adversidades.

En fin, desarrollar la fortaleza mental te ayudará a darle un giro a tu vida. Evitarás caer en el sobrepensamiento y te enfrentarás a las dificultades con una actitud nueva. Un pasito a la vez y, sin darte cuenta, estarás mucho más **fuerte** de lo que jamás pensaste.

Mejorando las habilidades de resolución de problemas

Resolver **problemas** efectivamente puede reducir mucho la ansiedad y parar el sobrepensamiento. Cuando sabes cómo enfrentar los desafíos sin ahogarte en ellos, todo empieza a parecer menos abrumador, ¿verdad? Imagínate que tienes una manera clara y sencilla de abordar cualquier situación que se te presente. Te sientes más en **control**, y esa sensación reduce el estrés. No solo eso, también te ayuda a desenredar ese nudo de pensamientos negativos y preocupaciones.

Me voy a centrar en cómo trabajar esto paso a paso. Hay una manera sistemática de resolver problemas que hace que todo se vea más claro. La **claridad** mental es como una luz que se enciende cuando sabes por dónde empezar, qué pasos seguir, y hacia dónde te diriges. Aquí, el proceso es sencillo y eficiente.

Primero, identifica el problema. Sé concreto. Trata de describir la situación en una o dos frases. Esto no solo te mantiene enfocado, sino que también impide que tu mente dé vueltas innecesariamente. Luego, piensa en las posibles **soluciones**. No te compliques, escribe todo lo que se te ocurra — lo bueno, lo malo, y lo feo. Después, evalúa cada una de estas opciones. ¿Cuáles son las más viables? Haz una lista, priorízalas. Y finalmente, elige la mejor y ponla en marcha. Ya ves, paso a paso, sin complicarte demasiado la vida.

Es importante hacer la conexión y moverte hacia un enfoque más detallado que te ayude a lidiar con problemas más avanzados. Ahí entra un método famoso llamado "IDEAL".

IDEAL es todo un **descubrimiento** para abordar problemas complejos. La palabra es un acrónimo con cada letra representando un paso crucial en la estrategia:

• Identifica el problema: Aquí vuelves a plantear claramente qué es lo que te molesta o qué obstáculo encuentras.

• Define metas: Esta etapa consiste en establecer qué es lo que quieres lograr con la solución de ese problema.

• Explora posibles estrategias: Aquí es donde empiezas a pensar en todas las formas en las que podrías solucionar el problema.

• Anticipa resultados e implementación: Evalúa cómo cada solución potencial podría funcionar en la práctica.

• Look back (Mira hacia atrás): Una vez implementada la solución, evalúa si realmente resolvió el problema o necesitas ajustes.

Ir siguiendo este **método** ayuda a que no te enredes en pensamientos innecesarios y te centres en lo que realmente importa. Además, mantienes todo simplificado, sin dispersarte.

El proceso de pasar de la definición de pasos en la resolución de problemas a una forma estructurada, como la técnica de IDEAL, muestra cómo una mente clara y organizada es clave para mejorar la salud mental. No solo te otorgas la libertad de actuar eficientemente sino que reduces la posibilidad de quedar atrapado en un círculo vicioso de dudas y estrés constante.

En definitiva, mejorar la **habilidad** para resolver problemas no es solo cuestión de ser más efectivo. Es trabajar para tener una mente tranquila y una vida más llevadera. Prueba cada paso con calma, uno a uno, y verás cómo cambia tu manera de enfrentar los **desafíos** diarios.

Mejorando las Habilidades de Toma de Decisiones

¿Sabías que **tomar decisiones** con confianza puede reducir esos molestos pensamientos y la parálisis por análisis? Es fácil quedarte atascado dándole vueltas a una elección, pero **decidir** con seguridad puede liberar tu mente. Cuando te decantas por algo sin darle mil vueltas, te quitas un peso de encima.

Por ejemplo, imagina que estás eligiendo qué ponerte para una entrevista. Si ya tienes claro qué tipo de ropa necesitas, e incluso has preseleccionado algunas opciones, te sentirás más despejado. Así, empezarás el día con más tranquilidad en lugar de quedarte dando vueltas preocupado por la elección. Decidir rápido y con confianza tiene un **impacto** enorme en tu bienestar mental.

Vamos a ver cómo esto también puede reducir el **estrés** y darte más claridad. Cuando tomas decisiones firmes, principalmente eliminas la incertidumbre. Esa incertidumbre es la que crea ansiedad y hace que tu cabeza eche humo. Decidir de manera clara y resuelta aligera la carga mental.

Piensa en el tiempo que te lleva darle vueltas a múltiples opciones y todo el estrés que eso genera. Al decidir rápidamente y con seguridad, liberas espacio mental, lo cual al final te da una sensación de alivio. Menos estrés equivale a una mente más clara.

Para mejorar en esto, encárgate de fortalecer esta habilidad en tu día a día. Practicar con pequeñas **decisiones** cotidianas te prepara para las más grandes. Ahora, vamos a pasar a una técnica esencial para tomar decisiones más equilibradas.

La técnica del "análisis de pros y contras" puede ser tu mejor aliada aquí. Es simple, coge un papel y divídelo en dos columnas. Una para los pros y otra para los contras de cualquier opción que estés considerando. Al escribir estos puntos, ves más claramente los aspectos positivos y negativos.

Imagina que estás pensando en aceptar una nueva oferta de **trabajo**. Puedes listar los pros, como mejor sueldo o ubicación, y los contras como más tiempo de viaje o dejar atrás a tus compañeros actuales. Este análisis dividiendo por igual las ventajas y desventajas puede darte una perspectiva más equilibrada y justa.

Pero ojo con algo crucial: no te sobrecargues con demasiadas anotaciones. Mantén tus pros y contras básicos y claros para facilitar la toma de decisión rápida. Así no te quedarás otra vez dando vueltas sin parar.

Con esta mezcla de decisiones rápidas y el análisis más pausado de pros y contras, tendrás un buen **equilibrio**. No necesitarás complicarte la vida con análisis interminables.

Todo se trata de encontrar el punto justo, tomando decisiones firmes pero con suficiente base para estar seguro. Así acabarás con ese darle vueltas que tanto te molesta.

Aumentando la Autoconfianza

¿Te ha pasado que la **duda** en ti mismo te paraliza? Claro, es una sensación que todos hemos sentido, esa voz interna que cuestiona cada decisión. Pero una forma sencilla para contrarrestar el exceso de pensamiento es aumentando tu **autoconfianza**. Así, cuando confías más en ti mismo, es más fácil ignorar esas dudas que a veces no te dejan avanzar.

Piensa en la autoconfianza como en un **músculo**. Cuanto más lo ejercitas, más fuerte se pone. Seguramente has escuchado que la práctica hace al maestro. Cada pequeño **logro** cuenta – desde aprender a cocinar una nueva receta hasta dar una presentación en el trabajo. Al alcanzar metas, sin importar qué tan pequeñas sean, empiezas a ver de lo que eres capaz. Este tipo de experiencias positivas generan autoconfianza, lo cual a su vez, disminuye esa sensación de duda.

Entonces, de alguna manera la autoconfianza realmente ayuda. No es solo una idea bonita, es algo que puedes construir poco a poco. Pero, ¿qué pasa cuando la **ansiedad** está presente casi siempre?

Bueno, ahí entra la **autoeficacia**. Tener autoeficacia es básicamente saber y creer que puedes lidiar con lo que venga. Esto no significa que tengas todas las respuestas, sino que confías en que puedes encontrar soluciones. Cuando te sientes así, la ansiedad pierde mucha fuerza. No es lo mismo enfrentarse a un problema creyendo que vas a fallar, que enfrentarte pensando que, aunque no tengas las respuestas ahora, podrás hallarlas.

Muchas veces la ansiedad aparece cuando sientes que no tienes el **control**. La autoeficacia te dice que sí lo tienes, incluso si sólo es en pequeños aspectos de tu vida. Poco a poco, este cambio de perspectiva reduce la ansiedad. Ya no estás pensando en lo peor, sino recordando tus habilidades y conocimientos.

¿Cómo puedes fortalecer la autoeficacia? Aquí te va una técnica sencilla y práctica: el "registro de confianza".

Un registro de confianza funciona como un diario donde anotas tus logros y momentos donde has logrado superar **desafíos**. Puede ser algo tan simple como ayudar a un amigo con un problema o terminar una tarea que estaba pendiente. Cada vez que escribes, das un paso más para reforzar esa creencia en ti mismo. Sorprende cómo algo tan simple puede tener un gran impacto. Además, revisitar este registro en momentos de dudas es un gran recordatorio de tu capacidad para enfrentar retos.

Para mantener la seguridad en uno mismo, es clave la autoconsciencia y el registro de confianza ayuda precisamente con eso. ¿Cuántas veces te han alabado por algo que hiciste bien? Dedica un tiempo para reconocerte y escribir esos momentos. Te será útil en los momentos más difíciles. La autoconfianza y la autoeficacia van de la mano en hacer que las preocupaciones y el sobrepensamiento se reduzcan.

Así, enfocándote en estas estrategias simples pero efectivas, fortalecerás tu autoconfianza y tu capacidad para manejar la ansiedad.

Ejercicio Práctico: Plan de Entrenamiento de Fortaleza Mental

Vamos a **trabajar** en construir tu fortaleza mental con algunos pasos sencillos y prácticos. Primero, piensa en tres situaciones **desafiantes** que enfrentas a menudo. Sí, todos tenemos esos momentos que nos hacen dudar de nosotros mismos. Puede ser en el **trabajo** cuando te piden tareas que parecen imposibles, en casa cuando las cosas se complican o cuando tienes que tomar decisiones importantes rápidamente.

¿Ya tienes esas tres situaciones en mente? ¡Genial! Ahora, para cada una de ellas, vas a escribir una declaración de auto-charla **positiva**. Algo que te recuerde tu capacidad para manejar esos momentos difíciles. Imagina que uno de esos desafíos es hablar en público. Podrías decirte: "Soy capaz de comunicarme claramente y conectar con mi audiencia."

¿Ves cómo cambia tu percepción con una declaración positiva? Bien, vamos al siguiente paso. Elige una de esas situaciones y crea un plan de resolución de **problemas** siguiendo el método IDEAL. Identifica el problema, Define tus metas, Explora posibles soluciones, Actúa según un plan y Luego evalúa los resultados. Supongamos que el problema es la sobrecarga de trabajo. Tu meta podría ser delegar algunas tareas o establecer prioridades más claras.

Después de planear, necesitas practicar tomar **decisiones** rápidas usando el análisis de pros y contras. No es tan complicado como parece. Imagina que tienes que decidir si tomar un nuevo proyecto. Haz una lista rápida. Los pros podrían incluir aprendizaje y crecimiento profesional, mientras que los contras podrían ser menos tiempo libre.

Una vez que hayas terminado con ese análisis, echemos un vistazo hacia adentro. Anota tres fortalezas o **logros** personales en tu diario de confianza. No tiene que ser nada espectacular. Quizás llegaste puntual a todas tus citas esta semana o terminaste una tarea antes de tiempo. Esos son logros.

Por último, pero no menos importante, fíjate una meta pequeña y alcanzable para la próxima semana. Podría ser leer un capítulo de un libro que te interese o meditar cinco minutos al día. Algo concreto y manejable.

Reflexiona sobre cada uno de estos ejercicios y cómo afectan tu tendencia a darle vueltas a las cosas. Te darás cuenta de que descomponer tus pensamientos en pasos y tomar acciones concretas hace que todo parezca menos abrumador. Además, cada pequeño **éxito** marca una gran diferencia en tu confianza.

Te animo a que pruebes cada uno de estos pasos y observes los cambios en tu manera de pensar y sentir en el día a día. ¡Verás cómo tu **fortaleza** mental crece con la práctica!

En conclusión

Este capítulo te ha mostrado cómo puedes **desarrollar** una fortaleza mental increíble y **herramientas** para manejar mejor tu vida y pensamientos. De una manera sencilla y práctica, has **aprendido** sobre varias técnicas y principios clave que podrías emplear en tu día a día para hacer frente a la **ansiedad** y la sobrecarga mental.

Has visto cómo la fortaleza mental te permite **resistir** pensamientos negativos y excesivos. También has explorado los componentes esenciales que forman la fortaleza mental y su impacto en la **resiliencia**. La técnica del "cociente de adversidad" te ayudará a construir una mayor resistencia mental.

Además, has descubierto cómo la resolución efectiva de **problemas** puede disminuir la ansiedad y la sobrecarga mental. El método "IDEAL" te ofrece pasos para **solucionar** problemas complejos de manera sistemática.

Te animo a que pongas en práctica lo que has aprendido. La fortaleza mental no solo te ayudará a reducir la ansiedad y los pensamientos negativos, sino que también te dará una mayor claridad y paz mental. ¡No esperes más y empieza a fortalecer tu mente ya mismo! Con estas herramientas en tu arsenal, estarás mejor equipado para enfrentar los desafíos que la vida te presente.

Capítulo 11: Creando Hábitos Saludables

¿Alguna vez te has preguntado cómo **cambiar** tu vida de manera sencilla? Yo solía divagar, buscando respuestas. En este capítulo, vas a encontrar lo que necesitas para empezar. A veces, queremos que las cosas sean mágicas—pum, y listo. Pero no, vamos a hablar de cosas **prácticas** y, lo mejor de todo, realizables, ¿vale? Te prometo, no hay nada aquí que no puedas hacer.

¿Estás listo para **mejorar**? Empezaremos con algo fundamental... El **sueño**. No solo se trata de apagar la luz a la misma hora. Luego, veremos la **comida**. Porque, sí, un plato rico puede hacer maravillas. ¿Y qué tal moverte un poco más? No pienses siempre en el gimnasio, hay formas sencillas.

Finalmente, pensemos juntos en **metas** que se cumplen—más factibles, menos frustrantes. No te estoy diciendo que será fácil. Pero, con pequeños **cambios**, verás grandes **resultados**.

Te aseguro que, con estas ideas, podrás dar un giro a tu vida sin complicarte demasiado. No se trata de hacer todo de golpe, sino de ir paso a paso. Recuerda, cada pequeño avance cuenta. Así que, ¿qué te parece si empezamos ya? Verás cómo, poco a poco, estos hábitos se vuelven parte de tu rutina y te hacen sentir mejor cada día.

Estableciendo una Rutina de Sueño Constante

Dormir bien no solo es **reparador**, sino también esencial para calmar tu cabeza y reducir el exceso de pensamientos. Cuando descansas adecuadamente, tu mente tiene la capacidad de trabajar mejor. ¿Te ha pasado que, después de una buena noche de sueño, sientes que las cosas se ven más claras? Sí, dormir bien es como si te pusieran unas gafas nuevas. Todo se ve más limpio, menos borroso. La diferencia es palpable.

Piénsalo: ¿con qué claridad puedes enfrentar tus **retos** diarios si te pasas la noche dando vueltas en la cama? Una rutina de sueño constante no solo ayuda a que tu cerebro funcione mejor, sino que también reduce esos pensamientos insomnes que te atacan en la madrugada. Tu mente, al estar descansada, no se obsesiona tanto con problemas pequeños.

Y hablando de claridad, el sueño juega un papel crucial en tu función **cognitiva**. Cuando duermes, es como si tu cerebro hiciera una limpieza profunda, eliminando toxinas acumuladas a lo largo del día. Esto mejora tu memoria, concentración y **productividad**. ¿No es genial?

Pero hay más. Dormir afecta directamente tus emociones. Sin buen descanso, las emociones tienden a ser más intensas—esos pequeños inconvenientes se convierten en grandes dramas. Dormir te ayudará a mantener tus **emociones** bajo control. Te hace sentir más en control y menos reactivo.

Pero, ¿cómo asegurarte de obtener ese descanso reparador? Aquí es donde entra la "lista de verificación de higiene del sueño". No es algo irresponsable ni complicado. Aquí tienes algunos puntos sencillos:

• Establece un horario constante: Acuéstate y levántate a la misma hora todos los días. Incluso los fines de semana.

• Crea un ambiente relajante: Mantén tu dormitorio oscuro, silencioso y fresco.

• Evita **estimulantes**: Menos café y quítale la pantalla un rato antes de dormir.

• Rutinas tranquilas antes de dormir: Un baño caliente, leer un libro, o evitar pantallas azules te prepararán mejor para dormir.

• Cuida tu alimentación: No comas grandes cantidades o directamente antes de dormir.

Siguiendo estos pasos no solo mejorarás la cantidad de horas que duermes, sino también la calidad de tu sueño. Esa sensación de haber descansado bien y estar listo para enfrentar el día de una manera menos ansiosa.

Como ves, establecer una rutina de sueño y seguir estos simples consejos puede marcar una gran diferencia en tu vida diaria. Haz la prueba, dale una oportunidad, y verás cómo mejora tu **claridad** mental y estabilidad emocional. Te servirá para calmar tu mente, reducir pensamientos excesivos e, increíblemente, reducir el **estrés**.

Nutrición para la Claridad Mental

¿Sabías que eres lo que **comes**? Pues esto se aplica totalmente a tu **mente** también. Una buena nutrición puede apoyar la salud de tu cerebro y reducir los pensamientos impulsados por la ansiedad. Al final del día, tu cerebro necesita ciertos nutrientes para funcionar bien.

Por ejemplo, algunos alimentos son buenísimos para mantener tu cerebro a toda máquina. Suelen estar llenos de antioxidantes, grasas saludables, vitaminas y minerales. Hablamos de pescado como el salmón, **nueces** y semillas, frutas y verduras, y hasta de un rico chocolate oscuro (nada mal, ¿eh?). Todos estos alimentos ayudan a reducir la inflamación y aportan energía y claridad a tu cerebro, así que tus pensamientos no se disparan por todos lados.

Pero no se trata solo de comer estos alimentos de vez en cuando. Se trata de hacerlos parte de tu dieta diaria. Como resultado, mejoras tu estado de ánimo y reduces la ansiedad. Es una manera muy natural de apoyar la función de tu cerebro y combatir esos pensamientos intrusos que a veces no te dejan en paz.

Cambiando un poco de tema pero no realmente... ¿Sabías que existe una conexión directa entre la salud intestinal y el bienestar mental? Es una locura, pero el **intestino** y el cerebro están súper interconectados. Lo llaman el eje intestino-cerebro.

Todo lo que pasa en tu intestino puede afectar directamente cómo te sientes y piensas. Tener una microbiota equilibrada en el intestino puede reducir la inflamación en el cerebro, mejorar la producción de neurotransmisores de bienestar como la serotonina y disminuir los síntomas de ansiedad y **depresión**. De hecho, consumir alimentos fermentados como el yogur, chucrut y kéfir pueden ayudar bastante ya que contienen probióticos que mantienen esa microbiota en su mejor estado.

Por supuesto, también es importante evitar alimentos ultraprocesados y altos en azúcar, que pueden alterar la microbiota y desajustar todo el sistema. Nadie quiere lidiar con esto si se puede evitar con elecciones más saludables.

Bueno, después de haber hablado de cómo la comida afecta tu cerebro y tu intestino de una forma tan importante, hablemos de cómo puedes planificar tus comidas para potenciar el cerebro y mantener la estabilidad del estado de ánimo.

Aquí va algo súper práctico y fácil de seguir: el "plan de comidas para potenciar el **cerebro**". Este plan implica asegurarte de comer una combinación equilibrada de **proteínas**, grasas saludables y carbohidratos complejos en cada comida. Por ejemplo, en el desayuno, podrías optar por un bowl de avena con un puñado de nueces, un poco de fruta y un toque de miel. Para el almuerzo, una ensalada con hojas verdes, aguacate, salmón o pollo, y semillas. Y para la cena, quizás un plato de quinua con verduras al horno y una fuente de proteína simple.

Incluye snacks saludables entre comidas, como un puñado de almendras o un yogur natural. Estos pegueñitos extras pueden ayudarte a mantener niveles de azúcar estables en la sangre, lo cual es crucial para la estabilidad del estado de ánimo.

Finalmente, **hidratarse** siempre es clave. Beber suficiente agua ayuda a mantener todas las funciones de tu cuerpo en orden, incluyendo tu cerebro.

En fin, mejorando tu nutrición de una manera sencilla pero constante, puedes apoyar tu bienestar mental día tras día... en vez de luchar contra esos pensamientos ansiosos todo el tiempo. Mucho mejor, ¿no crees?

Ejercicio Regular para la Salud Mental

Hablar sobre cómo la actividad física puede **reducir** el estrés y mejorar el bienestar mental no es solo palabrería. Es algo real, avalado por expertos y experimentado por muchos. Cuando te mueves, ya sea corriendo por el parque o bailando en la sala, tu cuerpo y mente empiezan a sincronizarse de una manera más tranquila y feliz.

La actividad física, en cualquier forma, ayuda a aligerar esa carga mental. Dejas de darle vueltas y más vueltas a los problemas. Y es que mientras tu cuerpo trabaja, tu cerebro se despeja. ¿Andando o en bici? Estos momentos se vuelven terapéuticos. La mente encuentra reposo y dejas espacio para cosas más positivas. El **ejercicio**, en sí mismo, se convierte en un respiro.

También tenemos el beneficio químico de la actividad física. Me refiero a esas **endorfinas** que tu cuerpo libera cuando te ejercitas. Son algo así como un tranquilizante natural. Perfectas para el ánimo. Además, regulan la ansiedad y te dan una dosis de energía positiva. Esto sucede porque el ejercicio promueve la liberación de estas endorfinas, que ayudan a disipar los pensamientos negativos y moderar esas dudas interiores. Al mismo tiempo, otras sustancias como la dopamina y la serotonina también aumentan. ¿El resultado? Un mayor bienestar mental y mejor función cognitiva.

Pasemos a cómo es que estas sustancias mejoran nuestra vida. Piensa en la **dopamina** como el puntazo que necesitas cuando estás desmotivado; y la **serotonina** es capaz de levantar el ánimo en esos días grises. Con la liberación de estas sustancias, te sientes mejor, eres más productivo y menos propenso a la ansiedad. Ese carrusel de pensamientos negativos disminuye y tu habilidad para enfocarte mejora.

Ahora hablemos sobre una "rutina de ejercicios para mejorar el ánimo". Te prometo que no es nada complicado; ¡es más fácil de lo que crees! Puedes empezar por algo simple, como una caminata diaria. No hace falta correr un maratón. Tal vez unos 20-30 minutos de paseo, a tu velocidad preferida. Poco a poco, tu mente comenzará a desligarse de esas preocupaciones que te atormentan.

Hay otras opciones, claro. Si te apetece, puedes dar una vuelta en bicicleta o incluso practicar algún deporte con amigos. Caminatas largas, sesiones de **yoga**, o hasta ponerte a saltar la cuerda un rato pueden ser más que suficientes. Cada persona tiene que encontrar lo que mejor le funciona, pero la clave es la constancia. Al principio puede costar, pero con el tiempo esos buenos **hábitos** crean una barrera contra la angustia y la sobrecarga de ideas.

Puede que al principio no sientas una diferencia notoria. No te eches para atrás. Poco a poco, con perseverancia, empezarás a ver cómo tu mente se aclara y los nublados pensamientos se van disipando.

Pasamos por reducir el estrés con el ejercicio, desatando una fiesta química en el cerebro y, finalmente, aprendiendo una rutina práctica para mantener la personalidad enérgica y saludable. Tu mente se entrena casi de la misma forma que tus músculos. Atrás las indecisiones, arriba las endorfinas. Mover el cuerpo puede parecer sencillo, pero el impacto profundo que tendrá en tu **salud** mental no tiene precio. Hazlo parte de tu vida, y sentirás la diferencia.

Estableciendo Metas SMART

Hablar de metas bien definidas puede parecer complicado, pero en realidad puede proporcionarte una **dirección** clara y facilitarte reducir esos pensamientos sin rumbo. Sin un **objetivo**, tu mente a menudo divaga... y eso puede ser un gran problema cuando luchas contra pensamientos intrusivos. Échale un vistazo a tu día a día: ¿Cuántas veces te encuentras perdido en pensamientos inútiles? Ahí es donde las metas claras pueden ser útiles. Al tener un camino marcado, ayudas a tu mente a mantenerse enfocada y a reducir esa grasa mental que genera estrés innecesario.

Imagina que cada día despiertas con una brújula mental. Esa brújula son tus **objetivos**. Al saber exactamente a dónde quieres llegar, puedes dedicar tus esfuerzos y energía en una dirección productiva. Eso no solo te ayuda a progresar, sino que también reduce esos molestos pensamientos sin sentido que te acechan cuando te falta propósito. Y todo empieza entendiendo los componentes de las metas SMART.

Hablando de metas SMART, es posible que te suene como otra palabra de moda, pero tiene respaldo. SMART es un acrónimo para Específico, Medible, Alcanzable, Relevante y Temporal. Cada componente juega un papel crucial en el **desarrollo** personal. Pongámoslo de esta manera, decir "quiero ser más saludable" es muy general. Pero si dices "quiero correr 3 veces por semana durante los próximos tres meses," ¡ahí lo tienes! Tienes una meta que es específica, puedes medir tu progreso, es alcanzable y realista, claramente relevante porque afecta directamente tu salud, y finalmente, tiene un límite de tiempo.

Y ahora, vamos a ahondar más en cómo puedes crear e implementar metas SMART para tu **crecimiento** personal. El primer paso, claro, es decidir qué quieres mejorar o alcanzar. Puede ser cualquier cosa, desde un nuevo hobby hasta hábitos más saludables. Una vez que lo tienes claro, trabaja en hacerlo específico. No pienses en términos de "un poco", sino en cómo, cuánto, y cuándo. Medible es que puedas ver tu progreso. Si no sabes cómo medirlo, las metas pueden parecer inalcanzables y ambiguas.

El siguiente punto es hacerlo alcanzable. Si decides subir al Everest mañana, bueno, no seas tan duro contigo mismo. Algo alcanzable sería quizás caminar diez minutos cada día durante la primera semana. Luego, relevante. Pregúntate si realmente esa meta es importante para ti o si es solo una distracción. Una meta relevante resonará y te mantendrá **motivado**. Y, finalmente, el tiempo. Colocar un plazo evita la procrastinación y hace que te responsabilices completamente del tiempo que dedicas a tus objetivos.

Más allá de establecer estas metas, hay que implementarlas. ¿Cómo? Bueno, escríbelas. Tenerlas anotadas se convierte en un recordatorio físico e ineludible. Anota tus metas y pégalas en el espejo del baño o en tu escritorio. Luego, divídelas en pasos más pequeños y alcanzables. Es más fácil atacar pequeñas parcelas que un gigantesco bloque de objetivo. Y tómate esos momentos de logros o fracasos como **aprendizaje**. Prueba y error. Todo es parte de ir afinando tus metas y estrategias.

Mantén **hábitos** diarios que te guíen hacia esas metas. Si buscas correr 5K, no decides correrlo todo de un golpe. Caminas, luego corres, mixto. Lo mismo con cualquier meta que te propongas. Tómate un respiro y disfruta del proceso. Quizá hasta mejores en algo distinto a lo proyectado. ¡Y allí radica la magia de las metas SMART!

En Conclusión

Este capítulo te ha enseñado cómo **construir** hábitos saludables que pueden ayudarte a mejorar tu salud mental y **bienestar** general. Si sigues estos consejos, te resultará más fácil manejar el estrés, reducir el sobrepensamiento y sentirte mejor en tu día a día.

Has aprendido sobre la importancia de una **rutina** de sueño constante para mejorar tu claridad mental, la conexión entre una buena **nutrición** y la salud del cerebro, cómo el **ejercicio** regular puede reducir el estrés y mejorar el bienestar emocional, y el papel de las metas SMART para darte dirección y reducir pensamientos inútiles.

Recuerda poner en práctica estos **hábitos** diariamente. Establecer una rutina de sueño adecuada, comer bien, moverte regularmente y fijar **metas** claras puede marcar una diferencia significativa en tu vida. ¡Tú puedes lograrlo! Aplica lo que has aprendido en este capítulo y empieza a construir una vida más **saludable** y equilibrada. No te rindas si al principio te cuesta; con el tiempo, estos cambios se volverán parte natural de tu rutina y notarás cómo tu calidad de vida mejora poco a poco.

Capítulo 12: La Psicología Positiva en Acción

¿Por qué son tan importantes las **pequeñas** cosas? A veces has pensado que los grandes momentos son todo lo que importa, pero, ¿y si te dijera que son esos **instantes** cotidianos los que realmente cambian quién eres? En este capítulo, quiero guiarte por un camino donde la **gratitud**, las experiencias alegres y el **optimismo** pueden ser tus compañeros de vida. Aquí, aprenderás no solo a **disfrutar** más, sino a encontrar un tesoro escondido en tu rutina diaria.

Te invito a practicar la gratitud como nunca antes, a saborear cada momento como una explosión de **alegría**, y a sumergirte en **actividades** que hagan volar el tiempo. ¿Y si pudieras ser más optimista? Todo esto te espera aquí, en estas páginas. Vamos a desconectar de la negatividad y descubrir una herramienta práctica para llevar en el día a día. ¿Listo para esto? ¡Vamos allá!

En este viaje, descubrirás cómo esas cositas que antes pasabas por alto pueden convertirse en fuentes de felicidad. Aprenderás a ver el vaso medio lleno y a encontrar **oportunidades** donde antes solo veías obstáculos. ¿Te imaginas despertar cada mañana con ganas de comerte el mundo? Pues eso es justo lo que la psicología positiva puede hacer por ti.

No se trata de ignorar los problemas, sino de enfrentarlos con una actitud diferente. Verás cómo, poco a poco, tu forma de ver la vida cambia y empiezas a notar más las cosas buenas que te rodean. Es como ponerte unas gafas mágicas que resaltan todo lo positivo.

Así que prepárate para reír más, para agradecer más y para vivir más intensamente. La psicología positiva no es magia, es una forma de entrenar tu mente para ser más feliz. ¿Estás listo para dar el salto? ¡Adelante, tu vida más positiva te está esperando!

Practicando la Gratitud

¿Sabías que la **gratitud** puede realmente cambiar tu vida? Cuando te enfocas en las cosas buenas, no hay espacio para darle vueltas a lo malo. Claro, es más fácil decirlo que hacerlo. Pero empieza por lo pequeño, ¿vale? Piensa en algo simple como una taza de café caliente en una mañana fría o el sonido de las olas del mar. Es en esos momentos cuando te das cuenta de cuántas cosas bonitas hay a tu alrededor. Poco a poco, tu mente deja de dar vueltas en círculos y se fija en los aspectos positivos. Es un cambio de chip.

Ahora, hablemos de **ciencia**. Sí, la gratitud tiene efectos reales en tu cerebro. Cuando eres agradecido, tu cerebro libera dopamina y serotonina – juegan un papel crucial en tu estado de ánimo, haciéndote sentir más feliz y menos estresado. En serio, no es solo palabrería. Varios estudios han mostrado que practicar la gratitud reduce los niveles de cortisol, la hormona del estrés. Así, te sientes más relajado y capaz de lidiar con los líos de la vida.

Vale, hasta aquí todo suena genial, pero te preguntarás cómo empezar. Aquí va una técnica sencilla y efectiva – se llama "tres cosas buenas." Cada noche, antes de dormir, escribe tres cosas buenas que te hayan pasado ese día. No tienen que ser grandes cosas, de hecho, las pequeñas son las más poderosas. ¿Comiste tu comida favorita? Apúntalo. ¿Recibiste una llamada de un amigo? Escríbelo. ¿Viste una hermosa puesta de sol? ¡Eso también! Al principio puede que parezca una tontería, pero te prometo que hace maravillas.

¿Qué pasa si un día resulta ser un total **desastre**? Bueno, hasta en los malos días hay algo positivo ¡Te lo aseguro! Puede ser algo simple como darte cuenta de tu fuerza para sobrellevarlo. La gratitud es, después de todo, un cambio de **enfoque**. Se trata de encontrar la luz incluso en los días más oscuros. Al final, verás cómo tu ánimo cambia y tu mente se vuelve más tranquila.

La gratitud no es cosa de un día. Es una **práctica**. Piensa en ello como un músculo. Cuanto más lo ejercites, más fuerte se hace. Ya he hablado del impacto enormemente positivo que tiene en tu cerebro, pero alinearlo con tu vida diaria hace la diferencia. Cambia tu perspectiva y encamina tus **pensamientos** a un lugar más feliz. Probarlo no cuesta nada y los beneficios son enormes.

Así que, la próxima vez que sientas que tu mente da vueltas sin parar, dedica un momento a la gratitud. Al dártela a ti mismo y a los demás, encuentras el **equilibrio**. Claro, a veces la vida no ayuda, pero incluso entonces, simplemente reconocer algo pequeño y bueno que haya pasado puede realinearte y recordarte que hay belleza incluso en lo mundano. Y eso... hace todo más llevadero, ¿no crees?

Saboreando Experiencias Positivas

A veces, en tu vida diaria, te **olvidas** de lo importante que es detenerte un momento para disfrutar de las experiencias buenas. Tienes que tomarte un respiro y apreciar las cosas que te hacen feliz. Esto es lo que se conoce como **saborear**, y aunque parece simple, tiene un impacto enorme en tu percepción y en tu manera de enfrentar la vida.

Saborear consiste en realmente disfrutar esas pequeñas cosas que suceden en tu día a día. Un buen ejemplo es cuando comes tu comida favorita: en lugar de devorarla, te tomas tu tiempo para degustar cada bocado. Así, al enfocarte en el momento presente, es más fácil apartar esos **pensamientos** repetitivos que a veces rondan por tu cabeza. ¿No te ha pasado que te quedas dándole vueltas a un asunto sin llegar a ningún lado? Pues sí, saborear ayuda a romper ese ciclo. Vives el momento y, por un rato, le das poca importancia a lo que te preocupa.

No es solo un tópico. Saborear también puede mejorar tu estado de **ánimo** de manera sostenible. Cuando te tomas el tiempo para realmente apreciar una experiencia positiva, amplificas las emociones buenas que ésta genera. Es como alargar un momento pequeño de felicidad por más tiempo. Y esto sí que tiene beneficios a largo plazo para tu salud mental. Imagina estar feliz por algo pequeño, pero por más tiempo. ¡Suena bien, ¿no?

Hablando de amplificar emociones positivas, vamos a profundizar un poco más en cómo esto realmente afecta tu mente.

Cuando hablamos de amplificación de **emociones** positivas, nos referimos a la habilidad de extender y profundizar esas sensaciones agradables. Es algo que puedes aplicar en cualquier momento, no importa si es una situación grande o pequeña. Digamos, al recibir un cumplido genuino... en lugar de agradecer rápidamente y seguir con tu día, tómate un momento. Piensa en lo que te han dicho, cómo te hace sentir, y permite que esa pequeña chispa de alegría llene tu mente y tu cuerpo. Así, incluso las palabras sencillas pueden generar un mayor impacto positivo en tu día.

Este proceso de amplificación tiene múltiples **beneficios**. No solo te hace sentir bien en el instante, sino que también crea una especie de reserva emocional. Te prepara con una actitud más optimista para enfrentar retos futuros. Así que si un día te sientes derrotado, solo necesitas recordar esos momentos que te hicieron feliz y notarás que afrontas las cosas con una mejor actitud.

Pero, ¿cómo puedes empezar a usar esta técnica de amplificación en tu vida diaria? Existe una técnica creativa llamada "paseo saboreador".

El "paseo saboreador" funciona justamente para apreciar de manera consciente cualquier cosa positiva que encuentres en una caminata rutinaria. Es más, la magia de esta técnica radica en su simplicidad. ¿Te imaginas salir a caminar no solo por hacer ejercicio, sino para descubrir cosas pequeñas que puedas saborear? Un buen ejemplo sería notar el cielo despejado y el aire fresco. O tal vez el sonido de los árboles moviéndose con el viento. Toma nota de cada detalle, cada aspecto que te roba una sonrisa o paz interior. A fin de cuentas, es un momento para ti, para dejar atrás cualquier **preocupación** y simplemente disfrutar del presente.

Probar el paseo saboreador puede parecer una tontería al principio, pero con práctica, verás lo poderoso que puede ser para traer más paz y **felicidad** a tu mente cansada de tanto pensar.

Así que, ¿por qué no dedicar un poco de tiempo cada día a saborear las experiencias positivas y amplificar esas buenas emociones? Te estarás ayudando más de lo que piensas... ¡Atrévete a probarlo!

Participando en Actividades de Flujo

A veces, tu mente no descansa. Se llena de pensamientos y preocupaciones. Los estados de **flujo** son una solución increíble para esto. Funcionan como un descanso natural, ayudándote a dejar de pensar demasiado. Seguro que alguna vez te has perdido en una actividad, olvidándote del tiempo y de todo lo demás. Eso es flujo.

Cuando entras en este estado, ya no te obsesionas con esos pensamientos que te agobian. Te **concentras** tanto en lo que estás haciendo que todo lo demás desaparece. Pareces estar en suspensión, casi como un bailarín que se olvida del mundo mientras sigue el ritmo de la música.

El flujo tiene unas características muy particulares. Para empezar, pierdes la noción del tiempo. Las horas parecen minutos. Además, tu concentración se vuelve impresionante. No existen **distracciones**, solo tú y la actividad. También sientes una gran satisfacción y plenitud, como si fueras uno con lo que haces. Esto no solo es bueno para tu mente, sino también para tu bienestar general. Ayuda a disminuir el estrés, haciendo que te sientas más feliz y relajado.

Otra cosa impresionante sobre el flujo: su impacto positivo en tu salud mental. Sobrellevarás el estrés de mejor manera y generarás más pensamientos positivos. Es como si tu cerebro se limpiara a sí mismo. Hacer algo que disfrutas te brinda momentos de **felicidad**, y eso tiene un gran efecto en tu día a día. Sentirás una gran reducción del estrés, más energía y una actitud más positiva. Esta alegría puede ser contagiosa y afectar positivamente tu entorno, haciendo que la vida cotidiana deje de ser una carga continua.

Ahora que comprendes estas características del flujo, es importante saber cómo encontrar y desarrollar tus propias actividades de flujo. ¿Qué te **apasiona**? ¿Qué te hace perder la noción del tiempo? Plantéate estas preguntas.

Empieza probando distintas actividades. Tal vez te guste pintar, correr, cocinar, o incluso resolver puzles. Lo importante es que conectes con lo que estás haciendo. No tiene que ser nada especial ni costoso, solo debe atraparte. Ponte manos a la obra y explora.

Al volverte más consciente de lo que te encanta hacer, esos momentos de flujo se volverán más frecuentes. Imagina tener varias mini-escapadas diarias del estrés cotidiano. Es bastante increíble, ¿verdad? En resumen, tú decides las **actividades** y las conviertes en una parte esencial de tu vida.

Y luego, es cuestión de practicar. Al principio puede parecer complicado, pero dale una oportunidad. Poco a poco notarás cómo tu mente se siente más ligera y feliz. Los momentos de flujo podrían convertirse en algo habitual para ti, y así, reducirás esa constante tendencia de sobrepensar. El flujo puede ser tu mejor aliado en la lucha contra esos pensamientos molestos y el **estrés**. Así es como el proceso de identificar y desarrollar actividades de flujo es no solo útil, sino transformador.

Venga, encuentra tus actividades de flujo, diviértete y despide el sobrepensar. Absórbete totalmente en lo que amas. Es así de simple y poderoso. Todo empieza con dar el primer paso y permitirte disfrutar de esos momentos de conexión pura con lo que haces. ¡Tú **puedes**!

Fomentando el Optimismo

Bueno, hablemos de cómo el **optimismo** realista puede combatir esas espirales de pensamiento negativo y reducir la **ansiedad**. Seguro sabes de lo que hablo, esos momentos cuando una idea mala se convierte en un monstruo gigante. Pues, el optimismo puede ayudarte aquí. Verás, el optimismo realista no es solo ver todo color de rosa; es reconocer los **problemas**, pero también creer que puedes manejarlos. Esto no solo te da una paz mental, sino que también disminuye tu ansiedad porque, en lugar de enfocarte en lo malo, te centras en las soluciones.

¿Sabes qué diferencia hay entre optimismo ciego y optimismo aprendido? El optimismo ciego es como ponerte una venda en los ojos y creer que todo será perfecto, como por arte de magia. Claro, no funciona porque ignorar los problemas no los hace desaparecer. En cambio, el optimismo aprendido es mucho más útil. Se trata de aprender, paso a paso, a esperar resultados positivos porque has visto que puedes resolver **problemas** y superar desafíos. Este tipo de optimismo te motiva y te da confianza porque está basado en tus propias experiencias y habilidades. Hace que enfrentes los problemas con una actitud positiva y más constructiva.

Imagínate ahora cómo se relaciona esto con la técnica del "mejor yo posible". Esta **técnica** es realmente poderosa para desarrollar una perspectiva más optimista. Consiste en tomarte un momento y visualizar de forma detallada cómo sería tu vida si todo saliera lo mejor posible en uno, cinco o diez años. ¿Te imaginas logrando todas tus **metas**? Mientras haces esto, empiezas a pensar de forma práctica sobre cómo podrías lograr ese futuro. Es como planificar con un extra de motivación. Esto no solo te ayuda a sentirte más optimista, sino que también te hace más propenso a trabajar por esos objetivos con ganas y energía.

Y así, estos conceptos de optimismo realista y aprendido no son solo filosofía. Son **herramientas** prácticas que puedes usar en tu día a día para reducir la ansiedad y sentirte más en control de tu vida. Al integrar la técnica del "mejor yo posible", transformas tus pensamientos y tu actitud hacia un enfoque más positivo y proactivo. ¡Es como darle un giro a tu perspectiva sin cerrar los ojos ante la realidad!

Entonces, ¿por qué no intentas aplicar un poco de optimismo aprendido hoy mismo? Visualiza tu mejor **futuro** y empieza a creer que sí, es posible. ¡Ánimo, tú puedes!

Ejercicio Práctico: Kit de Herramientas para Impulsar la Positividad

A veces necesitas una chispa para **encender** la llama de la positividad en tu vida. Este ejercicio práctico te brindará esa chispa con sencillos pasos que puedes seguir. Vamos a empezar:

Escribe tres cosas por las que estés **agradecido** hoy. Al despertar, tómate un momento para reflexionar sobre tres cosas que te hagan sentir gratitud. Pueden ser cosas pequeñas o grandes, como una hermosa mañana, la compañía de un ser querido o una tarea completada. Escribir estas cosas te hará apreciar más lo que tienes y saborear ese sentimiento de gratitud.

Ahora que has identificado tus agradecimientos, vamos a profundizar más en esas cosas positivas.

Identifica una **experiencia** positiva reciente y dedícale 2 minutos para saborearla. Tal vez fue una charla agradable, recibir un piropo, o simplemente un ratito de tranquilidad con un café. Tómate esos dos minutos para recordar el momento, cómo te sentiste y lo que lo hizo tan especial. Este ejercicio tiene que ver con sumergirte en los buenos momentos para que tu mente los pueda captar y valorar más.

Bueno, ya hemos recorrido un buen trecho apreciando lo positivo y especial de nuestro día a día. Ahora, vamos a enfocarnos en ti.

Haz una lista de tres **fortalezas** personales y cómo las has usado recientemente. Tal vez eres muy paciente, buen oyente o creativo. Piensa en cómo has manifestado estas habilidades últimamente. Escribir esto te recuerda lo valioso que eres y cómo puedes contribuir positivamente en tu entorno. Por ejemplo, si tu fortaleza es la paciencia, tal vez la usaste hace poco para echar una mano a un colega en un momento complicado.

Estás bien encaminado. Ahora lleva esa autoestima a otro nivel con un **objetivo** claro y fácil de alcanzar...

Establece una meta pequeña y alcanzable para el día que esté alineada con tus valores. No tiene que ser nada del otro mundo. Puede ser algo tan simple como leer durante 15 minutos, o llamar a un amigo. Alinearte con tus valores te asegura que este pequeño objetivo realmente signifique algo para ti.

Es hora de tomar un descanso consciente. Una breve **meditación** cambiará tu estado interno.

Practica una meditación de bondad amorosa por 5 minutos. Busca un lugar tranquilo, cierra los ojos y envía pensamientos de amor y bondad hacia ti mismo y luego a los demás. Este tipo de meditación nutre el alma y crea un ambiente mental positivo.

Después de estar tan conectado contigo mismo y tus sentimientos, vamos a enfocar nuestras energías en algo creativo.

Realiza una actividad de **flujo** por al menos 15 minutos. Piensa en algo que disfrutes tanto que el tiempo parezca volar. Puede ser dibujar, cocinar, o jugar a algo. La idea es perderte en el momento, permitirte un escape mental.

Finalmente, es esencial coger esos pensamientos y sentimientos flotantes y darles un poquito de forma lógica.

Reflexiona sobre cómo estos ejercicios impactan tu estado de ánimo y patrones de pensamiento. Anota cómo te sientes después de completar estos pasos. ¿Hubo cambios? ¿Te sientes más relajado, más enfocado? Reflexionar ayuda a consolidar los beneficios y entender mejor cómo estos ejercicios te sirven.

Al seguir estos pasos, estás creando un hábito positivo y fortaleciendo tu bienestar emocional. A veces, el simple hecho de estar presente y apreciar cosas pequeñas, puede hacer una gran diferencia en cómo percibes tu vida y tus experiencias diarias.

En Conclusión

Este capítulo es una **guía** valiosa para utilizar la psicología positiva en tu vida diaria. A través de diferentes secciones, se te enseña cómo **prácticas** simples pueden transformar tu manera de pensar y sentir. Adoptar estos **métodos** no solo es fácil, sino también muy beneficioso para tu salud mental.

En este capítulo aprendiste sobre la importancia de **agradecer** por las cosas buenas que suceden a diario. También descubriste el impacto positivo que la **gratitud** tiene en tu cerebro y cómo te ayuda a reducir el estrés. Además, se te presentaron técnicas para saborear las experiencias positivas, como dar un paseo y disfrutar del momento presente.

Otro punto importante es la manera en que las actividades en estado de **flujo** alivian el exceso de pensamiento. Y no olvidemos cómo el realismo **optimista** puede protegerte de los pensamientos negativos recurrentes.

Aplicando estas **estrategias**, podrás crear un ambiente mental más saludable y feliz. Prueba una de las técnicas mencionadas hoy mismo. Un pequeño cambio puede hacer una gran diferencia. ¡Échale ganas y cuídate mucho!

Capítulo 13: Estrategias a largo plazo para prevenir el pensamiento excesivo

¿Alguna vez te has sentido atrapado en un **pensamiento** que no te deja en paz? Bueno, eso me pasó a mí y por eso escribí este capítulo. Aquí, vamos a charlar sobre **estrategias** bien simples, cosas que puedes hacer para no engancharte tanto con esos pensamientos desbordantes.

En este capítulo vamos a hablar de construir tu **red** de apoyo—esas personas que te levantan el ánimo cuando más lo necesitas. Hablaremos también de lo importante que es ponerte **metas** que realmente puedas alcanzar. Porque, aceptémoslo, a veces te pones expectativas muy altas y terminas frustrado.

Además, exploraremos maneras de enfrentar esos momentos de **estrés** de una forma más sana. Me encanta la idea de mejorarme constantemente y creo que tú también puedes hacerlo. Al final encontrarás un **ejercicio** práctico para tu propio crecimiento.

La clave está en desarrollar **hábitos** saludables que te ayuden a manejar tus pensamientos a largo plazo. No se trata de soluciones rápidas, sino de cambios que puedas mantener en el tiempo. Verás que con práctica y paciencia, podrás controlar mejor esos **pensamientos** que antes te abrumaban.

¡Listo, empecemos! Prepárate para descubrir cómo puedes transformar tu forma de pensar y sentirte mejor contigo mismo.

Construyendo una Red de Apoyo

Hablemos de cómo tener buenas **conexiones** sociales puede ayudarte a ver las cosas de otra manera y reducir la tendencia a sobrepensar. Cuando charlas con amigos o familiares, te dan otras perspectivas. Así, te sacan de tu propio enredo mental. A veces, solo ellos pueden frenar esa cascada de **pensamientos** que te vuelven loco.

Además, compartir tus preocupaciones con otros puede ser como un respiro. Al contar tus problemas, escuchas opiniones nuevas y, con suerte, más relajadas. ¿Nunca has notado cómo, al hablar, te das cuenta de que tu problema quizá no es para tanto? Es algo mágico oír una voz distinta a la tuya.

Pasando a otra idea, el **apoyo** social no solo cambia tu manera de ver las cosas. También reduce el estrés y mejora tu bienestar emocional. Tener amigos y familia que te respaldan es como tener un escudo contra la mala onda. Están ahí para ti en las malas. Te escuchan, te animan, y de alguna manera todo parece más llevadero. La ciencia lo respalda: el apoyo social puede bajar los niveles de cortisol, esa hormona del estrés que tanto daño hace.

La vida es menos tensa cuando tienes a quién recurrir. No subestimes el poder de un buen abrazo o de una charla sincera con alguien que te quiere. Es como magia, pero con personas de verdad llenando tu vida de cariño.

Hablando de mejorar las **relaciones**, aquí va una técnica súper práctica: el "inventario de relaciones". Esta técnica es como hacer una lista de tu gente. Apuntas quiénes son tus personas clave, aquellas con las que tienes **conexiones** fuertes, y luego piensas en cómo fortalecer esos lazos. Pregúntate cosas como: "¿Cuándo fue la última vez que hablé con ellos?", "¿Cómo puedo mejorar esta relación?", "¿Qué puedo hacer para demostrarles que me importan?".

Para hacerlo, puedes hacer una lista de todas las personas que consideras importantes en tu vida, evaluar la calidad de cada relación, detectar las que necesitan más atención y pensar en acciones concretas para fortalecer esos lazos.

Hacer este **inventario** te abre los ojos sobre quiénes son tus verdaderos queridos. Así, puedes enfocarte en lo que más importa y dejar de gastar energía en relaciones poco beneficiosas.

Y ahí lo tienes. Desde cambiar tu manera de pensar gracias a tus amigos, hasta reducir el **estrés** con su apoyo y reforzar tus relaciones clave, estos pasos harán maravillas en tu vida. Solo hace falta un poco de esfuerzo y constancia, y verás cambios increíbles en la manera en que gestionas el sobrepensar.

Así terminamos esta sección. Pasito a pasito, con estas **estrategias**, irás construyendo una red de apoyo sólida que te ayudará a mantener la calma y a vivir con más paz.

Estableciendo Metas y Expectativas Realistas

Vale, vamos a establecer una base sólida primero. Presta atención a cómo un buen **equilibrio** de metas no solo reduce el esfuerzo, sino que aleja el perfeccionismo. Cuando te fijas metas demasiado altas, provocas más **estrés**, intentando alcanzar lo imposible. Evita llegar ahí. Piensa en un descanso cuando diriges tu precioso tiempo hacia cosas logrables. Es curioso cómo a veces olvidamos que fallar es parte del proceso.

Pongamos un ejemplo simple. Si te dices a ti mismo que tienes que sacar una calificación perfecta en cada examen, todo se convierte en una montaña rusa de ansiedad. Pero, si te permites algún margen de error, reduces el riesgo de obsesionarte. ¡No eres una máquina! Tener margen te da **flexibilidad** y te permite disfrutar más del camino sin tanto miedo al fracaso. Claro, esto automáticamente baja el índice de sobrepensar porque pones límites razonables.

Hablemos un minuto de qué quiere decir "lo suficientemente bueno". Un concepto revolucionario, ¿no? Bueno, tal vez no tanto, pero sí increíblemente útil. Se trata de aceptarte y aceptar tus esfuerzos. Cumplir con los requisitos mínimos a veces es más que suficiente. Dejas de presionarte en ser perfecto y empiezas a sentirte competente simplemente por hacer las cosas lo mejor que puedes. ¿Aburrido? Para nada, es todo lo contrario.

Un buen ejemplo es cuando cocinas. Si siempre quieres que todos tus platillos salgan perfectos, empezamos mal. Pero si decides seguir una receta de manera flexible, disfrutando hacerla con algunos errores, aprendes y mejoras rápido. Ya no estás preocupado constantemente por cada detalle, solo disfrutas cocinando. Claro, el sobrepensar se mantiene al mínimo.

Haz algo por ti mismo, aplica esa **mentalidad** en todo lo que haces. Piensa en tu trabajo o en tus hobbies—siempre existen lugares donde ser "suficientemente bueno" es más liberador que buscar la perfección.

Hace clic, ¿verdad? E igual, aplicar metas basadas en tus **valores** proporciona más sentido y menos estrés. ¿Alguna vez pensaste en ajustar tus objetivos a algo que realmente importa para ti? No tiene sentido a veces poner metas gigantescas solo porque parecen impresionantes para otros. Busca lo que valoras y orienta tus objetivos hacia eso. Es tanto práctico como significativo.

Involucra cosas simples, como fijarse en felicidades pequeñas. Por ejemplo, si disfrutas de la naturaleza, proponte caminar una vez por semana. Aquí la vergüenza es irrelevante, son tus propios valores los que dirigen tus metas. Al hacer esto, le das verdadero sentido a tus acciones. Adiós exceso de preocupaciones— ¡Hola, **estabilidad y paz mental**!

¿Ves cómo funciona? Establecer metas equilibradas y evitar el perfeccionismo logrando lo suficientemente bueno, y establecer metas basadas en valores, son maneras ideales para preparar tu mente y evitar el sobrepensar. Eso, inevitablemente, te orienta hacia una mente más tranquila al formular reglas sencillas en tu vida diaria. La próxima vez que pienses en establecer metas, recuerda estos conceptos clave y enfoca tus esfuerzos en disfrutar más y preocuparte menos.

¿Listo para hacer las paces contigo mismo y tus **pensamientos**?

Desarrollando Mecanismos de Afrontamiento

Cuando piensas en cómo dejar de **sobrepensar**, necesitas métodos adaptados a tus disparadores personales. Cada uno tiene distintos desastres mentales que pueden hacerte caer en el juego del sobrepensamiento, y adoptar **estrategias** que encajen te permite gestionarlos mejor. Estas estrategias personalizadas, pues, son como tener un traje a medida. Si eres de los que se preocupa por el trabajo, quizás necesites aprender a ajustar límites. Si en cambio sueles enfocarte demasiado en los problemas de dinero, podrías beneficiarte de hacer un seguimiento detallado de tus gastos. La clave está en conocerte y aceptar qué necesita tu mente para calmarse.

Pero, ojo, no todas las formas de afrontar los **problemas** son iguales. Hablemos de la diferencia entre mecanismos de afrontamiento adaptativos y desadaptativos. Los primeros, o sea, los adaptativos, son aquellos que te ayudan a largo plazo. Cosas como el **ejercicio**, hablar con un amigo de confianza o practicar mindfulness. Estos hábitos te preparan, fortaleciendo tu resistencia al estrés. Por otro lado, los mecanismos desadaptativos solo te ofrecen un alivio temporal. Cuando usas el cigarro o te ves una serie entera de televisión para olvidar tus preocupaciones, puede que te sientas bien ese rato, pero el problema sigue ahí, aguardando. No resuelven y hasta pueden crear otros problemas. Así que, es importante distinguir bien estos dos tipos y centrarte en sumar más de los adaptativos.

Vale, ya que has entendido eso, vamos a pasar a una técnica súper útil: el "**kit de herramientas** de afrontamiento". Básicamente, se trata de tener un conjunto personalizado de recursos para cuando te sientas abrumado. Puedes incluir cosas que te calmen de verdad. A unos les funciona escribir en un diario, a otros pintar o escuchar **música**. Imagínate abrir una caja mágica y tener dentro todo lo que necesitas para enfrentarte al estrés. Puede parecer simple, pero reunir estas estrategias y tenerlas a mano puede cambiar tu día. Incluso puedes experimentar distintas opciones hasta dar con el mix perfecto que te funcione. Tal vez una combinación entre cinco minutos de respiración profunda y una caminata rápida haga la diferencia en tu ánimo.

Y ¿sabes qué? De esta manera tienes más probabilidad de atrapar el sobrepensamiento antes de que tome el control, todo se hace más llevadero. Después de todo, es como tener herramientas múltiples en vez de un solo martillo. Te prepara para cualquier situación y te permite gestionar tu mente, manteniéndola en calma.

En resumen, la **personalización** en estrategias de afrontamiento es clave; distinguir entre lo bueno y lo malo para tu salud mental igual de fundamental. Y tener un kit de herramientas prácticas listas, no sólo te protege, sino te prepara para cualquier embate mental. Así que ponte manos a la obra y crea ese conjunto personalizado que te dé **paz**.

Prácticas de Mejora Continua Personal

El **crecimiento** personal continuo es una herramienta poderosa contra los patrones de sobrepensar. Al enfocarte en mejorar constantemente, construyes **resiliencia** y fortaleza mental. Esto te ayuda a enfrentar los pensamientos repetitivos y destructivos de una manera más saludable. Pero, ¿cómo lo logras?

Primero, busca **actividades** que te motiven a crecer. Puede ser leer libros, tomar cursos online, practicar un nuevo hobby, o incluso aprender un idioma. Lo importante es mantener tu mente activa y abierta a nuevas experiencias. Al hacerlo, no solo adquieres habilidades y conocimientos, sino que también fortaleces tu capacidad para manejar el estrés y los pensamientos intrusivos.

Además, el crecimiento personal te ayuda a desarrollar una visión más positiva y motivadora de ti mismo. Es como tener un interruptor interno que, al activarlo, cambia tu forma de ver y reaccionar ante los **desafíos**. Cada progreso, por pequeño que sea, se convierte en una victoria que te impulsa a seguir adelante.

Y hablando de cambios, hay algo aún más profundo en juego: la **neuroplasticidad**. Es la capacidad de tu cerebro para reorganizarse y formar nuevas conexiones neuronales en respuesta a diferentes experiencias. Suena complicado, ¿verdad? Pero no lo es. Básicamente, significa que tu cerebro tiene la habilidad de cambiar y adaptarse a lo largo de tu vida.

Imagina que tu cerebro es como un jardín. Cuando practicas nuevas habilidades y pensamientos, es como si estuvieras plantando nuevas semillas y arrancando malas hierbas. Con el tiempo, estas "nuevas plantas" crecen y fortalecen las conexiones saludables en tu cerebro. Esto te ayuda a romper con los ciclos de sobrepensar y recordar que puedes elegir conscientemente pensar de formas más productivas.

¿Cómo puedes trabajar en la neuroplasticidad diariamente? Intenta **actividades** que desafíen tu mente. Por ejemplo, resolver rompecabezas, jugar juegos de estrategia, o incluso cambiar de mano para cepillarte los dientes. Estas pequeñas tareas pueden parecer insignificantes, pero en conjunto, tienen un gran impacto en tu capacidad de pensamiento y en cómo lidias con el sobrepensar.

Y, para aprovechar al máximo estas herramientas, prueba la técnica del "reto de mentalidad de **crecimiento**". ¿De qué va? Básicamente, es buscar activamente oportunidades de aprendizaje en todo lo que haces. En lugar de ver los errores como fracasos, míralos como lecciones. Esta mentalidad te permite mirar cada situación con una nueva perspectiva, encontrando oportunidades para mejorar y crecer, en lugar de caer en un ciclo de pensamientos negativos.

Imagina que estás aprendiendo algo nuevo y la pifias. En vez de pensar que no eres "suficientemente bueno", cambia el chip. Pregúntate: "¿Qué puedo aprender de esto?" Esta actitud no solo te ayuda a sobrellevar el error, sino que también entrena tu cerebro para buscar soluciones en lugar de recrearse en el problema.

El crecimiento continuo personal, la neuroplasticidad y el reto de mentalidad de crecimiento son prácticas interrelacionadas. Juntas, crean un enfoque holístico que te prepara mejor para enfrentar y prevenir el sobrepensar. Así, transformas cada aspecto de tu vida en una oportunidad para aprender y **mejorar**. Ahora, ¡manos a la obra! Recuerda que los pequeños pasos llevan a grandes cambios.

Ejercicio Práctico: Plan de Acción para el Crecimiento Personal

Oye, si quieres dejar de darle vueltas a las cosas, tienes que **ponerte en acción**. Este ejercicio es una forma de **trabajar** en aspectos importantes de tu vida y evitar caer en el overthinking. Vamos a ello, paso a paso.

Primero, **identifica** tres áreas de tu vida que te gustaría mejorar. Piensa un momento y encuentra tres partes de tu vida que quieras cambiar o mejorar. Pueden ser temas como salud, trabajo, relaciones, o cualquier otra cosa que sientas necesita atención. Algunas personas eligen mejorar en áreas como:

• Salud

• Finanzas

• Vida social

Ahora, para cada área que identificaste **establece** una meta clara y realista. ¿Qué significa esto? Pues algo que puedas alcanzar y que vaya de acuerdo con lo que más te importa. Por ejemplo:

• Salud: "Quiero perder cinco kilos porque valoro tener un estilo de vida más saludable y activo."

• Finanzas: "Quiero ahorrar 200 euros cada mes para tener estabilidad y seguridad."

• Vida social: "Quiero salir con amigos al menos dos veces al mes porque valoro la conexión y las experiencias compartidas."

Es fácil sentirte agobiado si ves la meta completa como una montaña que no puedes conquistar. Por lo tanto, **divide** cada meta en pasos más pequeños y accionables. Por ejemplo:

• Salud: Empieza por evitar bebidas azucaradas, después agrega más verduras a tus comidas y eventualmente comienza a hacer ejercicio tres veces por semana.

• Finanzas: Revisa tus gastos semanales, haz un presupuesto y luego aparta una cantidad específica para el ahorro.

• Vida social: Llama a un amigo y planea una salida, luego únete a un club o grupo social para ampliar tu círculo.

El siguiente paso es ponerles fecha. Haz un **cronograma** para el mes próximo y marca en el calendario qué harás cada semana.

Esto es clave: piensa en lo que podría salir mal y cómo podrías enfrentarlo. Aquí un par de ejemplos:

• Salud: "Si me aburro con el ejercicio, buscaré videos en línea para variar mi rutina."

• Finanzas: "Si me tienta gastar el ahorro, lo moveré a una cuenta inaccesible fácilmente."

• Vida social: "Si me siento solo, recordaré por qué valoro esas conexiones y daré yo el primer paso."

Cada semana dedica un momento para **revisar** cómo te fue. ¿Cumpliste tus mini metas? ¿Necesitas ajustar algo? Es una manera de mantener el rumbo y no perder el hilo.

Cualquier avance, por pequeño que sea, merece ser **celebrado**. Cómprate tu postre favorito, sal a caminar con música, lo que sea que te haga feliz. Además, date tiempo para pensar qué aprendiste de cada paso.

Sigue estos sencillos pasos y verás cómo dejas de darle tantas vueltas a todo. Tomar acción te trae claridad y, quién sabe, te sorprendes contigo mismo.

En conclusión

Este capítulo te ha enseñado **estrategias** cruciales para prevenir el pensamiento excesivo a largo plazo. Implementar estas **tácticas** es fundamental para reducir el estrés y mejorar tu bienestar emocional.

Has visto la importancia de tener **conexiones** sociales para reducir la tendencia a sobrepensar, así como el impacto del apoyo social en la reducción del estrés y el bienestar emocional. También has aprendido a hacer un "inventario de **relaciones**" para identificar y fortalecer los vínculos clave.

Además, has descubierto la necesidad de establecer **metas** y expectativas realistas para evitar el perfeccionismo que induce ansiedad, y cómo usar el concepto de "suficientemente bueno" para disminuir el **pensamiento** excesivo.

Aplicar estas enseñanzas puede ser un verdadero cambio en la manera en que manejas tus pensamientos y **emociones**. A medida que pongas en práctica lo aprendido, no solo estarás mejorando tu salud mental, sino también potenciando tus relaciones personales y tu capacidad para alcanzar tus **objetivos**. ¡Ánimo, pon en marcha estos consejos y transforma tu vida!

Para concluir

El **propósito** de este libro es ayudarte a moverte de un estado de constante sobrepensamiento y ansiedad a uno donde la tranquilidad y el pensamiento positivo prevalecen. A lo largo de estas páginas, hemos explorado **estrategias** que te permitirán calmar tu mente, detener los pensamientos negativos y, finalmente, aliviar el estrés a través de secretos de la psicología positiva.

Has aprendido qué es el sobrepensamiento, sus causas psicológicas, sus **desencadenantes** comunes y cómo afecta tu salud mental. Ahora sabes cómo identificar tus patrones de sobrepensamiento, analizar el proceso y entender el papel de la ansiedad y el estrés en todo esto.

Te has familiarizado con los fundamentos de la psicología positiva y cómo aplicar sus teorías sobre la felicidad y el bienestar en tu vida. Has explorado **cambios** de mentalidad esenciales, como desarrollar una mentalidad de crecimiento, practicar la autocompasión y desafiar el diálogo negativo interno.

Ahora tienes a tu disposición técnicas inmediatas para detener el sobrepensamiento, como el Método STOP y ejercicios de grounding. También has aprendido sobre reestructuración cognitiva y **estrategias** de regulación emocional.

Te has sumergido en técnicas de gestión del tiempo, reducción del estrés y construcción de fortaleza mental. Has descubierto cómo crear hábitos saludables, desde una buena rutina de sueño hasta la práctica regular de ejercicio.

La "Psicología Positiva en Acción" te ha mostrado cómo practicar la gratitud y saborear experiencias positivas. Y para terminar, has aprendido **estrategias** de prevención a largo plazo para mantener tu mente clara y enfocada.

¿Qué sigue ahora? Imagínate llevando una vida donde el sobrepensamiento ya no te paralice. Un mundo donde apliques estos principios, estrategias y hábitos para vivir con más **tranquilidad**, alegría y mayor conciencia. Este libro te ha dado las herramientas, pero la verdadera transformación depende de que tú tomes acción continua. Tu vida puede estar llena de claridad y paz mental.

Si quieres saber más, no dudes en visitar este enlace: https://pxl.to/LoganMind

¡Tú tienes el **poder** de cambiar tu mente y tu vida!

¡Un Regalo para Ti!

Inteligencia Emocional para el Éxito Social

Aquí está lo que **encontrarás** en el libro:

• Cómo mejorar tus **habilidades** sociales y emocionales.

• Estrategias efectivas para **manejar** el estrés y la ansiedad.

• Técnicas para establecer y **mantener** relaciones saludables.

Simplemente haz clic o sigue el siguiente **enlace** para beneficiarte de este recurso invaluable:

https://pxl.to/loganmindfreebook

¡Consigue también tus 3 EXTRAS GRATUITOS!

Para complementar tu **experiencia** con el libro, te ofrecemos tres recursos adicionales gratuitos que serán de gran ayuda en tu viaje hacia el **crecimiento** personal y el bienestar emocional.

Los extras son:

• Un práctico y descargable PDF de un desafío de 21 días relacionado con el libro.

• 101+ Afirmaciones para Mentes Tranquilas.

• Lista de Verificación para una Mente Tranquila al Instante.

Simplemente haz clic o sigue el siguiente **enlace** para obtener acceso instantáneo a los extras:

https://pxl.to/8-htson-lm-extras

¡Ayúdame!

Cuando termines de leer, quiero pedirte un pequeño favor. **Cuando apoyas** a un autor independiente, apoyas un **sueño**.

Si estás satisfecho con el libro, te agradecería que dejaras una **opinión** honesta visitando el enlace a continuación. Si tienes algunas sugerencias para mejoras, por favor envía un correo electrónico a los contactos que puedes encontrar en el mismo enlace.

También puedes escanear el código QR y encontrar el enlace después de haber seleccionado tu **libro**.

Solo toma unos pocos **segundos**, pero tu voz tiene un **enorme impacto**.

Visita este enlace para dejar un **comentario**:

https://pxl.to/8-htson-lm-review

¡Únete a mi equipo de reseñas!

Gracias por estar leyendo mi libro. Me encantaría **invitarte** a unirte a mi equipo de **reseñas**. Si eres un amante de la **lectura**, puedes obtener una copia **gratuita** de mi libro a cambio de una reseña honesta, lo cual me **ayudaría** muchísimo.

¿Cómo unirse al equipo de ARC?

• Haz clic en "Join Review Team"

• Regístrate en **BookSprout**

• Recibe **notificaciones** cada vez que publique un nuevo libro

Check out the team at this link:

https://pxl.to/loganmindteam

www.ingramcontent.com/pod-product-compliance
Lightning Source LLC
Chambersburg PA
CBHW051738020426
42333CB00014B/1364